本书出版获得如下项目资助：
国家自然科学基金项目“基于tMRI形变分析的活体心肌纤维特性图像重建”(编号：61602519)
教育部新工科研究与实践项目“‘大类招生’背景下计算机类人才多维度培养体系研究”（编号：E-JSJRJ20201330)
中南财经政法大学中央高校基本科研业务费专项资金资助(编号：2722021BX025)
中国博士后基金项目“基于非同源矢量相关性的多模态心脏图像配准方法研究”(编号：2014M562026)

医学图像分析技术及其应用

王倩 著

Medical Image Analysis Techniques and Applications

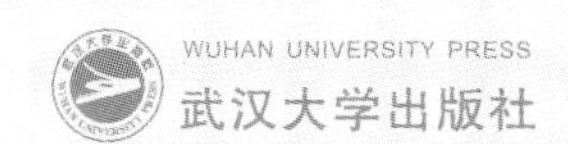

图书在版编目(CIP)数据

医学图像分析技术及其应用/王倩著.—武汉：武汉大学出版社，2021.11

ISBN 978-7-307-22720-0

Ⅰ.医…　Ⅱ.王…　Ⅲ.影像诊断—影像图—图像分析　Ⅳ.R445

中国版本图书馆 CIP 数据核字(2021)第 228536 号

责任编辑:陈　红　　责任校对:李孟潇　　版式设计:韩闻锦

出版发行：**武汉大学出版社**　(430072　武昌　珞珈山)

(电子邮箱：cbs22@ whu.edu.cn　网址：www.wdp. com.cn)

印刷:武汉中科兴业印务有限公司

开本:720×1000　1/16　印张:9.5　字数:168 千字　插页:1

版次:2021 年 11 月第 1 版　2021 年 11 月第 1 次印刷

ISBN 978-7-307-22720-0　定价:39.00 元

前　言

医学影像技术可以非侵入方式获取更多的人体内部结构信息，这一技术的出现使得传统的医学诊断方法发生了巨大的变革。自19世纪末琴伦发现X射线以来，各种医学影像技术不断涌现。目前，数字X射线摄影(DR)、超声成像、计算机断层扫描成像(CT)、核磁共振成像(MRI)、内窥镜成像、数字减影血管造影术(DSA)、单光子发射断层成像(SPECT)、正电子发射断层成像(PET)等可视化医学影像技术已成为医院临床的常规检查手段，根据医学影像技术的定量化测量与分析技术，疾病诊断的正确性和准确率有了很大的提高。

然而，医学影像在医院临床的普遍使用也带来了新的问题，大量的医学影像检查需要有经验的放射科医师来进行阅片，这使其工作量大大增加，还容易因阅片疲劳引起疏漏。因此亟待通过医学影像的后处理技术为放射科医师的阅片提供有力帮助。比如通过图像分割、特征量化等技术为放射科医生提供精确的定量分析，以减少放射科医师阅片的主观性及经验对阅片结果的影响；通过图像特征挖掘、特征提取等技术可将医学影像中不直观的、深层次的、具有诊断意义的特征表示出来，这可以为放射科医师的阅片提供更加丰富的诊断依据，提高诊断正确性；针对某种疾病所研发的计算机辅助诊断系统可作为放射科医师的“第二双眼”，以减少放射科医师的工作量及单独阅片的疏漏等。因此，在医学影像领域中，除需要研究和发展各种医学影像设备外，研究和发展医学影像处理与分析技术同样具有十分重要的意义。

由于不同的影像征象复杂程度及特点各不相同，一些医学影像的后处理技术需要有针对性地进行相关研究。本书以心脏带标记核磁图像、消化道胶囊内镜图像及人体染色体图像为例，研究了相关图像的目标区域定位、图像分割及特征量化的处理与分析方法。同时，近年来深度学习在计算机视觉领域的崛起，使其在医学图像信息分析领域中也越来越受到关注。本书涉及传统方法及部分深度学习方法在医学图像分析中的具体应用，可供生物医学工程专业的师生初步了解医学图像分析领域的相关技术。

全书分为五章。第一章为绪论部分，阐述了本著作的研究背景、意义及目的；介绍了主要的医学成像模式、常用的医学影像分析方法及评估方法，这也是后面章节具体应用的部分理论基础。第二章的主要内容为医学图像目标区域定位方法的研究，主要是从胶囊内镜图像中气泡区域的定位及 tMR 图像中心脏区域的定位方法来进行深入的探讨。第三章主要研究了医学图像分析中图像分割的经典问题，包括传统的染色体区域分割、基于混合梯度流 Snake 的左心室分割、基于两种深度学习模型的左心室分割等。第四章主要研究了医学图像特征量化分析的方法，主要内容包括染色体图像轮廓、中轴线、长度、着丝点及带纹特征的量化分析，tMR 图像活体心肌纤维特性的提取与分析等。第五章主要研究了医学图像的分类与识别方法，其中主要内容包括利用传统的模式识别技术在所提取的染色体特征基础上，通过 BP 神经网络及 K-means 聚类进行染色体核型的二级分类方法；利用深度学习中的经典卷积神经网络模型进行迁移学习来分类识别胶囊内镜气泡帧。

本书作者及其研究团队长期从事医学图像处理和分析工作，在医学图像分割与配准、医学图像特征提取与量化、基于影像的计算机辅助诊断等方面取得了较多研究成果，主持和参与了多项纵横向课题的研究工作。在书稿的完成过程中，自始至终得到了华中科技大学医学图像信息研究中心的鼎力支持，以及武汉同济医院的热情合作，在此深表感谢。同时感谢为本书做出重要贡献的宋恩民教授、王捷研究员，以及硕士生余卓、邹熙婧、吴思、杜静静等。

本书的相关研究工作得到国家自然科学基金项目(61602519)、教育部办公厅新工科研究与实践项目(E-JSJRJ20201330)、中南财经政法大学中央高校基本科研业务费专项资金资助(2722021BX025)、中国博士后基金项目(2014M562026)的资助，在此深表感谢。

由于水平有限，时间紧张，书中难免出现疏漏和不妥之处，希望读者提出宝贵意见，以便再版时修改和完善，甚为感谢。

目　录

第1章 绪　论

1.1 引　言

医学图像可通过不同的成像机理，以非侵入方式获取人体组织形态以及病理改变的信息，并以图像的形式直观地呈现出来，已成为现代医学中传递和表达信息不可或缺的工具。

17世纪中叶，Robert Hooke发明了第一台光学显微镜，它的出现让人类打开了观察微观世界的窗口。生物学家把显微镜作为一种主要工具来研究生物器官、组织和细胞，由此对生物学、遗传学、微生物学、病理学及医学的发展起了极大的推动作用。

而最早的医学影像可追溯到1895年德国物理学家伦琴发现X射线，从20世纪50年代开始，医学影像技术进入了飞速发展时期，各种新的成像技术开始涌现，包括X射线摄片(X-ray radiography)、X射线计算断层扫描(computed tomography，CT)、核磁共振成像(magnetic resonance imaging，MRI)、超声成像(ultrasound imaging)及放射性核素成像(radionuclide imaging)技术等，这些成像技术能精细地获取人体组织在解剖上的形态结构。随后正电子发射断层成像(positron emission tomography，PET)的问世使得器官功能信息也能被记录下来，为疾病诊断提供了重要检查手段。

然而，随着医学影像在疾病发现、诊断和治疗中的大量应用，人工阅片的方式已经无法满足各类医学影像数据迅速增长的需求。借助计算机图像处理技术来对医学影像中的信息进行提取与分析，成为医学图像处理方式的必然趋势，由此相关技术得到了迅速的发展和广泛的应用。

目前，常用的医学图像处理技术包括医学图像预处理、医学图像增强、医学图像分割、医学图像特征提取与量化、医学影像三维建模及医学影像的计算机辅助诊断等。这些医学图像处理技术一方面可以提高医学图像本身的质量，并从图像中挖掘更加丰富的疾病诊断信息；另一方面又可以利用计算机进行医学图像信息的自动、精确的量化提取，这有助于提高医生诊断的效率及正确性，也可减少医生阅片的主观性对诊断结果的影响。因此，医学图像处理技术具有重要的学术意义和实用价值。

本章将简要介绍医学图像处理技术的相关基础知识，包括主要的医学成像模式，常用的医学影像信息分析技术及其应用等。

1.2　主要的医学成像模式

医学成像模式繁多，成像原理各不相同，所能提供的信息也各异，了解一般医学成像模式的特点是进行医学图像信息处理的基础。在本小节中主要介绍几种常用的医学成像模式的成像原理及特点。

(1) X 射线摄片技术

X 射线摄片技术是目前应用得最为广泛的医学成像技术之一，它的成像原理是由于人体不同器官和组织密度各不相同，当用 X 射线照射时，对射线的吸收衰减不同，透射的 X 射线强度不同，从而在乳胶片上成像的。例如人体中骨骼密度最大，在 X 摄片上呈白色影像；而肺是软组织并且含有大量气体，密度最低，因此在 X 摄片上通常呈黑色影像。根据 X 射线摄片的成像原理，该影像技术可以用于对人体骨骼和肺等内脏器官的疾病或损失进行诊断和定位。但由于 X 射线摄片是 X 射线通路上所有组织对射线吸收的累加效果，影像中组织结构相互重叠，密度分辨率也较低，有些隐蔽部位的病变不能很好地显示。

(2) 计算机断层扫描成像(CT)

CT 是用 X 射线从多个方向沿身体某一选定的断层层面进行照射，然后测定透射的 X 射线强度，数字化后经过计算得出该层面组织各个单位体积的吸收系数，最后重建图像。当扫描从上至下逐层进行时，这些按序串联的层片就构成了三维影像。通过简单的数学运算，就可以从不同方向观察人体内部任何位置的解剖结构，从而避免了 X 射线摄片中组织的重叠。但对于心脏等动态组织，CT 成像较少使用，同时 CT 的空间分辨率和对比度还有待进一步提高。

(3) 核磁共振成像(MRI)

与 X 射线摄片和 CT 成像相比，MRI 成像属于非离子化、无放射性创伤的检测技术。它的成像原理是基于物理磁共振现象。该技术利用能量在物体内部不同结构环境中的衰减不同，通过外加梯度磁场检测所发射出的电磁波，得知构成这一物体原子核的位置和种类，由此绘制出物体内部的结构图像。

带标记的核磁共振成像(tMRI)是在 MRI 技术的基础上进一步发展的。通过非入侵的方式为肌体加上磁标记线(一般为平行线或者网格线)。其实现方式是，在核磁共振成像前，在扫描层面内施加条纹状或网格状的射频脉冲链，肌体组织因磁化程度不同而在图像中产生明暗相交的磁标记模式。其中在磁化饱和效应影响下被标记的机体组织部分表现出更暗的图像亮度，未标记区域的图像强度则显示更亮。此时进行核磁共振成像，被饱和的网格状或条纹状区域将伴随肌体同步运动而发生形变，进而显示出组织相位上肌体运动中的标记差异。常用带标记的心脏核磁共振成像追踪心脏的运动信息，以及重建心脏三维结构进行分析。

(4)核医学成像(NMI)

NMI 目前以单光子计算机断层成像(SPECT)和正电子断层成像(PET)为主，其基本原理是向人体注射放射性核素示踪剂，使带有放射性核素的示踪原子进入人体内要成像的脏器或组织通过测量其在人体内的分布来成像。NMI 不仅可以提供静态图像，而且可提供动态功能图像。其中 PET 可从分子水平上显示机体及病灶组织细胞的代谢、功能和血流等情况，这对于癌症等新陈代谢类疾病的早期发现有着重大的意义。

(5)超声成像(ultrasonic imaging)

超声成像属于非电离辐射的成像模态，以二维平面成像为主，彩色杜普勒超声成像还可以记录组织血液流动的信息。超声成像动态实时的成像能力使其被认为是对人体器官和软组织结构最主流的成像技术之一。但其成像对比度较差、信噪比低、图像的重复性依赖于人工的操作手法。

(6)内窥镜(endoscopy)

内窥镜是一个具有图像传感器、光学镜头、光源照明、机械装置的检测仪器，通常用来检测消化道病变，它可以经口腔进入胃内或经其他天然孔道进入体内，可以观察消化道的溃疡或肿瘤等病灶。但是在检测过程中常常给患者带来较大的痛苦。

无线胶囊内窥镜(wireless capsule endoscope，WCE)是一种新型的内窥镜成像技术，极大地改善了消化道部位的检测现状。检测时患者只需吞咽一颗带摄像头的“胶囊”，在其自身重力和肠胃蠕动作用下，该胶囊就会经过并拍摄记录下人体的整个消化道部位情况，拍摄图像经传感器传输到数据记录器，医生下载浏览数据记录器的图像数据从而诊断病情。胶囊内镜检查在减少患者的心理生理压力及交叉感染风险的同时可以给医生传递出清晰直观的病灶信息，是消化道疾病尤其是小肠疾病检测的重要技术。

(7) 医学显微图像

随着生物医学技术的发展，医学研究已经从宏观的组织、器官进入微观细胞的研究阶段，利用显微镜对微观结构的成像即医学显微图像，正被广泛应用于血细胞检查、染色体检查、病理切片检查、精液检查、尿沉渣检查等各个方面。医学显微图像分析技术常涉及微观结构的分割、计数、形态分析、特征量化的处理，给临床诊断和医学检查提供了自动化的高精度的图像分析数据，具有十分重要的研究意义及应用价值。

1.3　常用的医学影像信息分析技术

医学影像处理的研究可以分为两大部分：医学图像成像技术与医学图像后处理技术，前者主要解决如何将实际人体信息转换为正确的计算机二进制数据问题，而后者主要是通过计算机图像处理技术对已经采集到的医学图像进行处理与分析，为医生的阅片及诊断提供更丰富的图像信息。其中医学图像后处理主要包括医学图像增强与定位、图像分割、图像配准与融合、图像特征提取与量化、计算机辅助诊断系统等。

(1) 医学图像增强与定位

医学图像增强是指消除或者弱化图像中的无关信息，突出感兴趣或有诊断意义的生物组织或病灶区域，有利于感兴趣区域更好地显示有用的图像信息。例如在肺部 CT 图像中进行形状选择性滤波，使得球形肺结节区域变得比较亮，而线状的血管和面状的胸壁等区域在滤波中的响应较低则呈现暗区域，从而突出了可疑病灶区域的显示。

通常在图像增强处理之后，可以通过阈值或其他分类器来检测医学图像中所有感兴趣的目标区域，确定它们的具体位置及大致区域，这就是医学图像目标区域的定位。它是对目标区域进行进一步分析的基础，也是实现自动化的医学图像分析的关键步骤之一。

(2) 医学图像分割

医学图像分割是将图像中感兴趣的组织、器官或病变区域精确地提取出来的技术，是由图像处理到图像分析的关键步骤，是对医学图像进行进一步定量或定性分析的基础，同时也是三维可视化的基础。医学图像的分割相较于自然图像分割，其对精度的要求更高，分割结果的精确性直接影响后面图像分析的正确性。人体组织器官结构复杂、灰度不均，医学图像采集时还可能产生运动伪影，这些因素导致在医学图像中组织器官或病灶区域的边缘不规则、模糊等特点，这使得医学图像的精确分割存在很大的挑战，也是制约医学图像处理中其他相关技术发展和应用的瓶颈。因此，医学图像分割一直都是医学影像研究中的热点问题之一。

除了基于区域和边界等传统分割方法之外，近年来随着其他学科新理论和新方法的提出，产生了很多新的医学图像分割方法，比如主动轮廓模型、水平集模型及深度学习模型等。

(3) 医学图像配准与融合

临床诊断中通常需要对同一个病人进行多种模式或同一种模式的多次成像，这都是同时从几幅图像获得信息进行综合分析。然而，要对几幅不同的图像进行综合分析，首先要解决这几幅图像的严格对齐问题，这就是图像的配准。医学图像的配准常常针对一幅图像寻求某种空间变换，使它与另一幅医学图像的对应点达到空间位置和解剖结构上的完全一致。由于多幅图像在获取时角度不同、环境变换、采集参数及传感器差异等，获取的图像容易产生噪声干扰、几何畸变和灰度失真。因此，图像配准也是一项具有很大挑战性的图像处理技术，是决定医学图像融合的关键基础。

医学图像融合常指多模态融合，是通过一个数学模型把来自不同成像设备的多幅图综合成一幅满足特定应用需求的图像。CT、MRI、PET 等不同模态的成像模式能够为医生提供不同的医学信息。而各种成像技术都有自身的优势和不足，在疾病诊断过程中相辅相成、相互补充。通过多模态图像的融合可以把不同模态图像信息有效地综合利用，使医生对病变部位看得更直接、更清晰，从而有利于作出更准确的诊断。

(4) 医学图像特征提取与量化

影像学医生在阅片过程中，常常需要有足够的经验才能正确地观察与解读医学影像中的一些图像表征，这是依据医学影像准确地进行疾病发现、诊断的关键问题。但是通常因为人眼视觉对图像灰度的敏感程度及医生主观认知的差异，所解读的图像表征带有较强的主观性，且通常对特征的性质也只能进行一些定性的估计，这对医学影像信息的解读是不利的。

利用计算机图像处理与分析技术能够对医学图像的图像表征进行自动特征提取，并实现量化计算，这样医生在阅片时更加容易捕捉到有诊断意义的影像特征，同时减少经验性的主观定性分析的不确定性，有利于提高阅片的效率及准确性。此外，除了人眼所能直接观察到的影像特征，计算机图像处理与分析技术还能挖掘出隐藏的更深层次的影像特征，这也便于医生利用更加丰富的特征信息来更进一步地解读医学影像，这是进行医学影像分析与诊断的重要基础。

(5) 计算机辅助诊断系统

针对某种疾病所研发的计算机辅助诊断系统可作为放射科医师的“第二双眼”，在减少放射科医师的工作量及单独阅片的疏漏的同时，还能通过图像分割、特征量化等技术为放射科医生提供精确的定量分析。因此，利用计算机辅助诊断系统帮助医生阅片，是进行高效精确的影像诊断的必然趋势。随着医学影像及计算机技术的发展，计算机辅助诊断已成为全球的研究热点之一。然而，由于不同疾病的影像征象复杂程度及特点各不相同，计算机辅助诊断系统必须有针对性地进行相关研究。目前，最成熟的计算机辅助诊断系统是基于 X 线成像的乳腺癌计算机辅助诊断系统。进入 21 世纪以后，计算机辅助诊断系统的研究扩展到肺、脑、肝、心脏、骨骼、肠及视网膜等人体各个器官疾病的辅助诊断中；随着医学影像技术的更新，计算机辅助诊断的研究也从最初的二维 X 线成像向 CT、MRI、超声及内窥镜等多维医学影像发展。

本书所涉及的内容主要为上述部分医学图像后处理技术在胶囊内镜、心脏 tMR 及染色体等图像中的应用。

1.4　医学图像处理与分析常用的评估方法

如何评估医学图像处理与分析方法的有效性，是该技术领域中一个重要问题，它决定了医学图像处理与分析方法所要达到的目标，也是对相关技术进行不断改进的风向标。

要对医学图像处理与分析的不同环节进行评估，不仅需要有效可行的实验估计方法，还需要有衡量方法结果好坏的评价标准。不同任务的需求不同，其评价方法和评价指标也有所不同。本节中以医学图像分割、计算机辅助诊断和医学图像分类与识别的评估方法为例进行介绍。

1.4.1　医学图像分割结果的评估

对人体组织、器官或病灶解剖结构的形态、体积和空间位置进行划分时，不同人划分的结果存在较大的差异。而且很多组织结构复杂，组织边界之间分界模糊，难以界定。为了评估计算机分类算法的性能，一般还是由解剖学专家或有经验的医生通过手绘目标区域的边界来确定分割“金标准”。为了减少因主观因素对分割结果的影响，通常会综合多位专家的手绘结果确定一个更准确的分割“金标准”。最终通过计算机分割结果与分割“金标准”的重合情况来对分割算法的有效性进行精确的评估。

在医学图像分割任务中，常用 Overlap（见式（1-1）），Dice 系数（见式（1-2））来评价计算机分割结果与分割“金标准”的区域重合程度。

$$\text{Overlap}(G,\ S)=\frac{G\cap S}{G\cup S} \tag{1-1}$$

$$\text{Dice}(G,\ S)=\frac{2(G\cap S)}{(G+S)} \tag{1-2}$$

式（1-1）和式（1-2）中 G 表示分割“金标准”区域的面积，S 表示计算机分割结果区域的面积。∩即为求两种分割区域相互重叠部分的面积，∪为求两个区域并联后的整个面积，+则为计算两个区域的面积总和。Overlap 与 Dice 系数均分布在区间[0, 1]，对应的值越大，表示两个区域的重合程度越高，即分割结果越接近真实区域。

有时仅从区域重合的面积比例还不能完全反映两个分割在细节上的相近程度，因此也常结合平均绝对距离（mean absolute distance, MAD）来评估分割结果轮廓与分割“金标准”轮廓的接近程度（见式（1-3）），从而在分割结果的形状细节上进一步评估其精确性。设分割“金标准”轮廓点集合为 $A=\{A_1,\ A_2,\ A_3,\ \cdots,\ A_m\}$，计算机分割算法的分割结果轮廓点集合为 $B=\{B_1,\ B_2,\ B_3,\ \cdots,\ B_n\}$。$\text{dis}(A_i,\ B)$ 表示 A 中的点到 B 中各点距离的最小值，即寻找 B 中与 A_i 距离最近的点。$\text{dis}(B_j,\ A)$ 也类似。

$$\text{MAD}(A,\ B)=\frac{1}{2}\left(\frac{1}{m}\sum_{i=1}^{m}\text{dis}(A_i,\ B)+\frac{1}{n}\sum_{j=1}^{n}\text{dis}(B_j,\ A)\right) \tag{1-3}$$

式（1-3）中先计算分割“金标准”轮廓中各像素点到计算机分割结果轮廓中的平均距离，再反之求取计算机分割结果轮廓点到分割“金标准”轮廓点的平均距离，最后将两项取平均值即为 MAD。MAD 值越小，表示计算机分割结果的轮廓线与分割“金标准”越接近，即分割越准确。

1.4.2 医学诊断实验结果的评估方法

计算机辅助诊断是医学图像处理的重要应用，为了验证诊断结果的有效性，需要按照医学诊断实验的一般规则和方法来进行评估。

（1）医学诊断实验评估的基本方法

①评估方法。医学诊断实验的目的是判断受试者是阴性或者阳性的类别，并对其提供的诊断信息进行准确性评估。评估诊断实验的基本方法是用诊断实验对同样的受试者分别进行诊断，并将其诊断结果与诊断“金标准”的划分结

果进行比较。这里诊断“金标准”一般为公认的诊断疾病最可靠的方法且与评价的诊断试验无关，它能正确地区分患者和非患者，实际中的“金标准”一般指的是病理学诊断、外科手术发现、特殊的影像学诊断，也可是公认的综合临床诊断标准。

诊断试验的评价包括真实性评价、精确性评价和实用性评价，而其中以试验本身的真实性即准确性评价最为重要。诊断试验的精确性(precision)，又称可靠性，是指诊断试验在完全相同的条件下，进行重复操作获得相同结果的稳定程度(stability)或一致性(consistency)。诊断试验的实用性评价包括诊断效果和成本效益的评价。诊断试验的准确性评价指标有很多，了解各指标的含义和实际意义及如何选择正确的指标在对诊断试验正确客观的评价中非常重要。

②评价指标。目前国内外有关诊断试验准确性评价的指标主要有：灵敏度、特异度、假阴性率、假阳性率、Youden 指数、一致率、似然比、优势比、阳性预测值、阴性预测值、ROC 曲线下面积等。

灵敏度(sensitivity，Se)即真阳性率(true positive fraction，TPF；或 true positive rate，TPR)，是指患者中检测结果为阳性的概率，反映了真实情况为有病时诊断试验发现疾病的能力；特异度(specificity，Sp)即真阴性率(true negative faction，TNF；或 true negative rate，TNR)，指非患者中检测结果为阴性的概率，反映了真实情况为无病时诊断试验排除疾病的能力，这两个指标是诊断试验固有的准确度(intrinsic accuracy)指标，它不受患病率的影响，也是最基本的一对评价指标(通常综合两者进行评估)。但其缺点是患者和非患者的检测结果常有一定的重叠而致使这两个指标随着诊断界值的改变而同步改变：任一个指标随另一个指标的增大而减小，即当灵敏度提高时，特异性降低；而当灵敏度降低时，特异性反而会提高(见图1-1)。所以在描述诊断试验时，必须同时给出灵敏度、特异度及其相应的决策界值。

假阴性率和假阳性率是分别与灵敏度和特异度相对应的两个指标，其中假阴性率(false negative fraction，FNF；或 false negative rate，FNR)又称漏诊率，指患者被诊断试验错判为阴性的概率，假阴性的产生将会使患者的病情延误和治疗延期，造成严重后果；假阳性率(false positive fraction，FPF；或 false positive rate，FPR)又称误诊率，是指非患者被诊断试验错判为阳性的概率，假阳性的产生又可能会使非患者得到不必要的治疗、增加心理负担并浪费资源。

Youden 指数(Youden's index，YI)是灵敏度和特异度之和减去 1，是综合

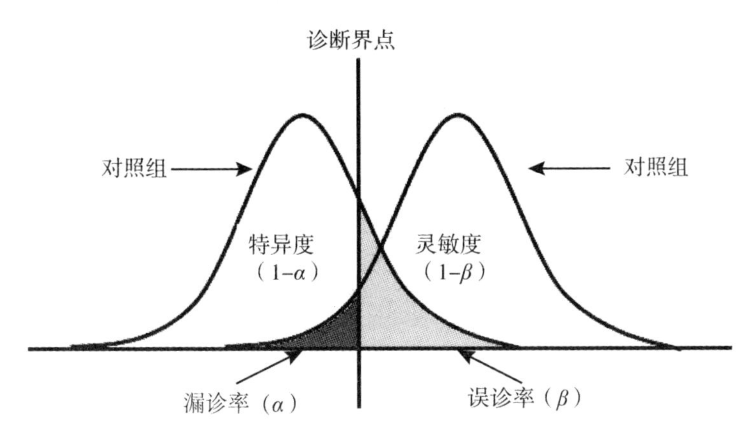

图 1-1　诊断试验准确性指标图示

了灵敏度和特异度的一个指标，反映了相对于非患者组，患者组阳性结果的可能性大小，它的最小值为 0，最大值为 1。

一致率（agreement rate）又称准确度、真实度，是样本的诊断结果中诊断正确的概率，即患者诊断结果为阳性和非患者诊断结果为阴性的例数占总例数的百分比，该指标受患病率和诊断界值的影响，而且一致率相同的两个诊断试验其灵敏度和特异度可能不同。似然比（likelihood ration，LR）是患者中某一试验结果的概率和非患者中该试验结果的概率之比，其值越大表明和非患者组相比，患者组获得该试验结果的可能性越大，可分别计算阳性似然比（LR（+））和阴性似然比（LR（−））。优势比（odds ratio，OR）是指患者中阳性与阴性试验结果的比值与非患者中阳性与阴性试验结果的比值之比，反映了和非患者组相比，患者组获得阳性结果的可能性大小。预测值（predictive value，PV），是根据诊断试验的结果来估计患病和不患病的可能性大小，可分别计算阳性预测值（positive predictive value，PPV）和阴性预测值（negative predictive value，NPV），前者为诊断试验的结果为阳性的人数中真阳性数所占的百分比，后者为诊断试验的结果为阴性的人数中真阴性数所占的百分比；预测值与试验的灵敏度、特异度、受试人群中所研究疾病的患病率有关，特别是与患病率的关系尤其密切，可作为临床医生诊断疾病时的参考。

③各评价指标的估计。用以上这些指标评价诊断试验时，常常把“金标准”的检测结果和诊断试验的检测结果列为如表 1-1 所示的形式，即可方便地计算出各指标的值。

表 1-1　　　　　　　　　　**诊断试验与"金标准"的检测结果**

诊断试验	金标准	
	患者	非患者
阳性	a	b
阴性	c	d

灵敏度：$\text{Se} = \dfrac{a}{a+c} \times 100\%$　　(1-4)

假阴性率：$\text{FNR} = 1 - \text{Se}$　　(1-5)

特异度：$\text{Sp} = \dfrac{d}{b+d} \times 100\%$　　(1-6)

假阳性率：$\text{FPR} = 1 - \text{Sp}$　　(1-7)

Youden 指数：$\text{YI} = \text{Se} + \text{Sp} - 1$　　(1-8)

一致率：$\dfrac{a+d}{a+b+c+d} \times 100\%$　　(1-9)

阳性似然比：$\text{LR}(+) = \dfrac{\text{Se}}{1-\text{Sp}}$　　(1-10)

阴性似然比：$\text{LR}(-) = \dfrac{1-\text{Se}}{\text{Sp}}$　　(1-11)

优势比：$\text{OR} = \dfrac{\dfrac{\text{Se}}{1-\text{Se}}}{\dfrac{1-\text{Sp}}{\text{Sp}}} = \dfrac{ad}{bc}$　　(1-12)

当患病率为 p 时，利用贝叶斯(Bayes) 公式得到：

阳性预测值：$\text{PPV} = \dfrac{p \times \text{Se}}{p \times \text{Se} + (1-p) \times (1-\text{Sp})} \times 100\%$　　(1-13)

阴性预测值：$\text{PPV} = \dfrac{(1-p) \times \text{Sp}}{(1-p) \times \text{Sp} + p \times (1-\text{Se})} \times 100\%$　　(1-14)

当患病率 $p = \dfrac{(a+c)}{(a+b+c+d)}$ 时：

阳性预测值：$\text{PPV} = \dfrac{a}{a+b} \times 100\%$　　(1-15)

阴性预测值：$\text{NPV} = \dfrac{d}{c+d} \times 100\%$　　(1-16)

(2)ROC 曲线的评价分析

ROC 曲线即受试者工作特征曲线(receiver operating characteristic curve),简称 ROC 曲线，又称为感受性曲线(sensitivity curve)。ROC 曲线及其分析以统计决策理论为基础，起源于电子信号观测理论，用于雷达信号接收能力的评价，目前已被应用于许多医学、非医学领域，如人类感知和决策研究、工业质量控制、军事监控等。ROC 曲线从 20 世纪 80 年代起被广泛应用于医学诊断试验的评价。美国《生物统计学百科全书》中关于 ROC 曲线的定义是：“对于存在或可能存在混淆的两种条件或自然状态，需要受试者、专业诊断学工作者以及预测工作者作出精确判断，或者准确决策的一种定量方法。”在诊断试验的评价研究中，它是以每一个检测结果作为可能的诊断界值(cut-off point)，计算得到相应的真阳性率和假阳性率，以假阳性率(1−特异度)为横坐标、以真阳性率(灵敏度)为纵坐标绘制而成的曲线，ROC 曲线可从直观上表明诊断试验的准确度，图 1-2 为 ROC 曲线示意图。

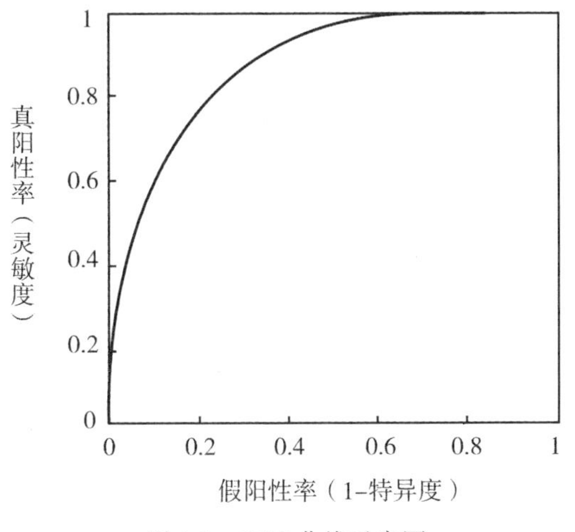

图 1-2　ROC 曲线示意图

ROC 曲线下面积(area under the ROC curve，记为 A)的大小可从量上具体表明诊断试验的准确度，它是重要的试验准确度指标。ROC 曲线作为诊断试验准确度的评价指标可理解为：所有可能特异度值的平均灵敏度；所有可能灵敏度值的平均特异度；随机选择的病例试验结果比随机选择的对照试验结果更有可能怀疑有病的概率。ROC 曲线描述了诊断试验区分患者与非患者的固有能力，不受患病率的影响，综合了灵敏度、特异度两个指标，而且考虑了所有可能的诊断界值的影响，因而能更客观全面地评价诊断试验的准确性。特别是该准确度指标在诊断试验评价早期很有用，当确认某诊断试验有较高区分能力时，还必须评价其实际临床应用情况，此阶段通常仅对小部分 ROC 曲线感兴趣，此时可仅重视部分 ROC 曲线及计算部分 ROC 曲线下面积。ROC 曲线还常被用来作为选择最佳诊断界值的方法：由 ROC 曲线定义可知，ROC 曲线越靠近坐标平面的左上角，试验的准确性就越高。曲线上离坐标平面左上角距离最近的一点，其对应的灵敏度和特异度之和最大，这一点或邻近点常被作为诊断参考值，其中这些点称为最佳临界点，点上的值称为最佳临界值。此外，利用 ROC 曲线还可方便地对两个诊断试验的准确度进行综合比较。

理论上当诊断试验完全无诊断价值即完全凭机会区分患者与非患者时，ROC 曲线是一条从原点到右上角的对角线即线段(0，0)至(1，1)，这条线称为机会线(chance line)，有时也称为参照线(reference line)，如果获得的 ROC 曲线落在这条机会线上，其曲线下面积为 0.5；理想的诊断试验 ROC 曲线应是从原点垂直上升至左上角，然后水平到达右上角，其曲线下面积为 1，该 ROC 曲线对应的诊断试验可完全把患者判为阳性、把非患者判为阴性，但实际上这样的诊断试验极少或不存在。诊断试验的 ROC 曲线一般位于机会线的上方，离机会线越远说明诊断准确度越高。ROC 曲线下面积实际的取值范围为 0.5~1，而一般认为：对于一个诊断试验，ROC 曲线下面积在 0.5~0.7 时诊断价值较低，在 0.7~0.9 时诊断价值中等，在 0.9 以上时诊断价值较高。

ROC 曲线下面积估计的方法有参数法和非参数法，均适用于结果为连续性资料或等级资料的诊断试验准确度的评价，但计算均比较复杂，大多需要借助统计软件来实现。其中非参数法因其没有限制条件，所以适用于任何诊断试验 ROC 曲线下面积的估计，其 ROC 曲线下面积可通过 SPSS，SAS 等统计软件实现。而参数法常常是通过拟合某种统计学模型来实现的，其中最常用的是双正态模型，ROC 分析专用软件 ROCKIT 即为利用最大似然估计法得到双正态模型的两个参数及 ROC 曲线下面积。

1.4.3　医学图像分类与识别

以医学图像中“患者”与“非患者”的二分类任务为例，表 1-1 所给出的“患者”医学图像的识别结果，可看作二分类任务中所定义的混淆矩阵，由此可计算如下评价指标用于对医学图像分类与识别任务的性能进行评估，这也是分类问题比较通用的性能评估指标。

准确率：$\text{Precission} = \frac{a}{a + b} \times 100\%$

召回率：$\text{Recall} = \frac{a}{a + c} \times 100\%$

$$F1 = \frac{2 \times \text{Precission} \times \text{Recall}}{\text{Precission} + \text{Recall}}$$

其中，准确率主要用于评价所有被识别出的“感兴趣类别”(患者)的样本中确实是属于“感兴趣类别”的比例。召回率主要评价在所有的“感兴趣类别”(患者)的样本中确实被识别为“感兴趣类别”的比例。两项评估指标均是越高说明分类性能越好。但是这两项指标却是一对矛盾的度量，一般来说，准确率高时，召回率往往偏低；而召回率高时，准确率往往偏低。例如，若希望将“患者”尽可能地多识别出来，则可通过增加识别出“患者”的数量来实现，极端地如果将所有样本都识别出，那么所有“患者”也必然都被识别出了，但这样准确率就会较低；若希望识别出的“患者”中真的“患者”比例尽可能高，则可只识别出最有把握的“患者”，但这样就难免会漏掉不少真的“患者”，使得召回率较低。为了综合考虑这一对矛盾的度量，则更多采用两者的综合指标 $F1$ 值来进行分类性能的评估，$F1$ 值越大，分类性能越好。

另外，分类正确率也是常用的分类性能评估指标，它表示所有的测试样本中能够被正确分类的比例，即真的“患者”被识别为“患者”类别，同时真的“非患者”被识别为“非患者”类别，正确率越高表示分类性能越好。

正确率：$\text{Accuracy} = \frac{a + d}{a + b + c + d} \times 100\%$

第2章　医学图像目标区域定位

特定器官、病灶等目标区域在医学图像中的自动定位为进行医学图像分割、量化分析及辅助诊断奠定了重要基础，这也是实现医学图像分析自动化的关键环节之一。本节将以胶囊内镜图像中气泡区域及tMR图像中心脏区域的自动定位为例来介绍目标自动定位中的具体方法。

2.1　胶囊内镜图像中基于环形滤波的气泡区域定位

胶囊内窥镜是对消化道疾病进行检测的先进手段，但是长时间的消化道视频采集导致其数据量巨大(一个患者的数据可达数万张视频帧)，为提高其临床诊断效率，利用计算机自动检测原始视频中无诊断意义的视频帧是一项重要工作。在这些无用视频帧中，最典型的是包含大量气泡的视频帧，其有时可占原始视频的20%左右。为自动检测出这些无诊断意义的气泡帧，就需要对帧中的气泡区域进行定位并判断其面积的大小。

目前大多数是根据气泡的颜色和纹理特征来对其进行定位，其中颜色特征对肠道中光照不均的帧适应性不强，气泡的大小尺度会影响纹理特征描述的准确性。因此在本节中，笔者依据气泡形态学的特点，设计了一种环形选择性滤波器，该滤波器利用Hessian矩阵特征值进行构造，在气泡等环状区域有较高的响应，从而对气泡区域进行自动定位。下面介绍具体方法。

2.1.1　环形选择性滤波原理

(1)基于Hessian矩阵的形状选择性滤波

Hessian矩阵的特征值有着重要的几何意义，尤其是在医学图像形状滤波、增强等方面有广泛的应用。二维Hessian矩阵是二维图像密度函数f的二阶偏微分组成的矩阵。对于二维图像的每一个像素(x, y)，可构造其对应的Hessian矩阵，记为$\mathbf{H}$

$$\mathbf{H} = \begin{bmatrix} f_{xx} & f_{xy} \\ f_{yx} & f_{yy} \end{bmatrix},$$

其中f_{xx}、f_{xy}、f_{yx}及f_{yy}分别表示二维图像密度函数$f(x, y)$不同方向上的二阶偏微分。X方向上的二阶偏微分为

$$f_{xx} = \frac{\partial^2 f}{\partial x^2} = f(x-1,y) + f(x+1,y) - 2f(x,y),$$

Y方向上的二阶偏微分为

$$f_{yy} = \frac{\partial^2 f}{\partial y^2} = f(x,y-1) + f(x,y+1) - 2f(x,y),$$

X，Y对角线方向的混合二阶偏微分为

$$f_{xy} = f_{yx} \frac{\partial^2 f}{\partial x \partial y} = f(x+1,y+1) + f(x,y) - f(x+1,y) - f(x,y+1)。$$

这些二阶偏微分分别描述了各个方向上图像密度函数的变化情况。

由于$f_{xy} = f_{yx}$，$\mathbf{H}$是二阶实对称矩阵，因此必存在两个实数特征值，设为λ_1、λ_2，可由下面公式计算得出

$$\lambda_1 = K + \sqrt{K^2 - Q^2},\ \lambda_2 = K - \sqrt{K^2 - Q^2},$$

其中，

$$K = (f_{xx} + f_{yy})/2,\ Q = \sqrt{f_{xx}f_{yy} - f_{xy}f_{yx}}。$$

特征值λ_1、λ_2的模的大小所描述的几何意义是：代表在点(x, y)处，用一个椭圆边界去逼近图像密度函数梯度方向的截面曲线的局部形状时，该椭圆的长轴和短轴的长度。由于不同轴长的椭圆具有不同的边界形状，这一点正精确刻画了点(x, y)处密度函数曲面的局部形状特征。因此，我们可设计相应的特征值函数来区分不同的密度函数曲面的局部形状。以局部线状和圆点状为例，在理想情况下，其对应的特征值有不同的特点（假设$|\lambda_1| \geq |\lambda_2|$）：理想线状对应的特征值$|\lambda_1|$为一正实数，而$|\lambda_2|$为0；理想圆点状对应的特征值$|\lambda_1|$为一正实数，且$|\lambda_1| = |\lambda_2|$。该特征可用特征值函数$\eta = \frac{|\lambda_2|}{|\lambda_1|}$来描述，即若$\eta$的值越接近1，则点$(x, y)$处密度函数曲面越接近圆点状，而若$\eta$的值越接近0，则点$(x, y)$处密度函数曲面越接近线状。

(2) 环形滤波器的构造

气泡帧中的气泡成像，由于光照的原因，表现为亮环状，如图2-1所示。而小肠壁等正常组织多呈粗线条或面状，如图2-2所示。因此我们可根据

Hessian 矩阵的形状选择性滤波原理来设计对于气泡区域进行增强的环形选择性滤波器。

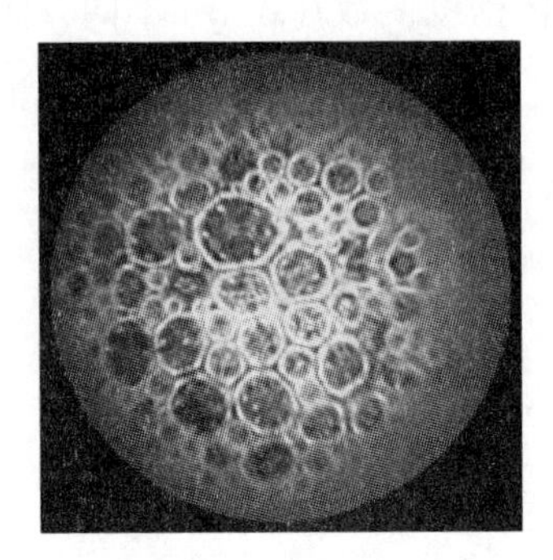

图 2-1　气泡帧

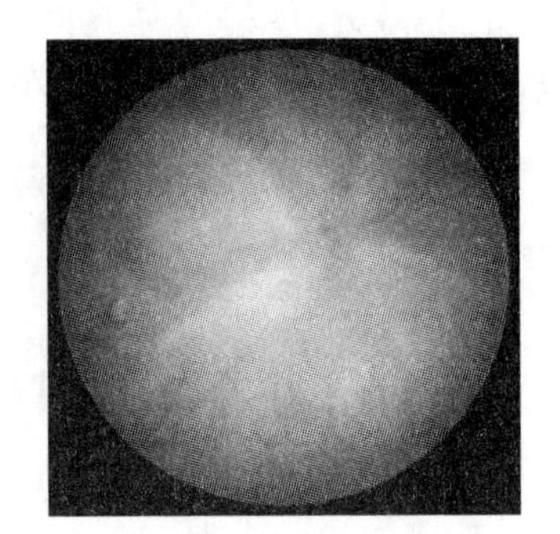

图 2-2　正常帧

环形可被认为是线性和圆点的组合。根据对 Hessian 矩阵特征值的分析，定义一组描述线性和圆点两种不同形状的特征值函数，记为 p_{line} 和 p_{round}，称为形状概率函数。

$$p_{\text{line}} = \frac{|\lambda_1| - |\lambda_2|}{|\lambda_1|},\quad p_{\text{round}} = \frac{|\lambda_2|}{|\lambda_1|}。$$

形状概率函数 p_{line} 和 p_{round} 在 [0, 1] 上取值，分别描述该点属于线性、圆点或其他形状的可能性。比如，在直线上的点，其 p_{line} 的响应值为 1，而对应的 p_{round} 的响应值为 0；而在圆点上的点，其 p_{round} 的响应值为 1，而对应的 p_{line} 的响应值为0；其他形状上的点 p_{line} 和 p_{round} 值都在0和1之间。因此，形状概率主要侧重于区分不同的形状。

为了提高形状选择性增强的效果，其滤波输出值不仅要对不同形状具有较强的区分能力，还需要对同类形状的不同理想程度进行刻画。因此定义一组响应强度函数来描述某点属于线性和圆点形状的程度，分别记为 g_{line} 和 g_{round}。

$$g_{\text{line}} = |\lambda_1|,\quad g_{\text{round}} = |\lambda_2|$$

响应强度函数利用最小的非零特征值的模的大小来刻画接近理想形状的程度，比如属于直线上的点最小非零特征值 $|\lambda_1|$ 越大，则线性属性越明显；而圆点上的点最小非零特征值 $|\lambda_2|$ 越大，则说明其与较大特征值 $|\lambda_1|$ 的差异越小，越接近理想圆点属性。因此响应强度函数越大，则其对应的形状属性越明显，反之则越小。

综合上述定义，对于线性和圆点形状的选择性滤波函数 z_{line}、z_{round} 分别为

$$z_{\text{line}} = p_{\text{line}} g_{\text{line}} = |\lambda_1 - \lambda_2| \tag{2-1}$$

$$z_{\text{round}} = p_{\text{round}} g_{\text{round}} = \frac{|\lambda_2|^2}{|\lambda_1|} \tag{2-2}$$

气泡亮环状边界上的点，可被认为既在线性结构上，同时也在圆点状结构上，因此可设计气泡环形选择性滤波函数为

$$z_{\text{ring}} = z_{\text{line}} z_{\text{round}} = \frac{|\lambda_1 - \lambda_2| \cdot |\lambda_2|^2}{|\lambda_1|} \tag{2-3}$$

2.1.2 气泡区域定位

对待检测的胶囊内镜帧按照 2.1.1 节所述方法进行环形选择性滤波。设在滤波后图像 M 中像素点 p 的亮度值为 $M(p)$。在滤波后图像中气泡帧的环形区域对应于滤波后图像中的亮区域，而正常帧中的面状或粗线状肠壁组织则对应于其暗区域，如图 2-3 所示。

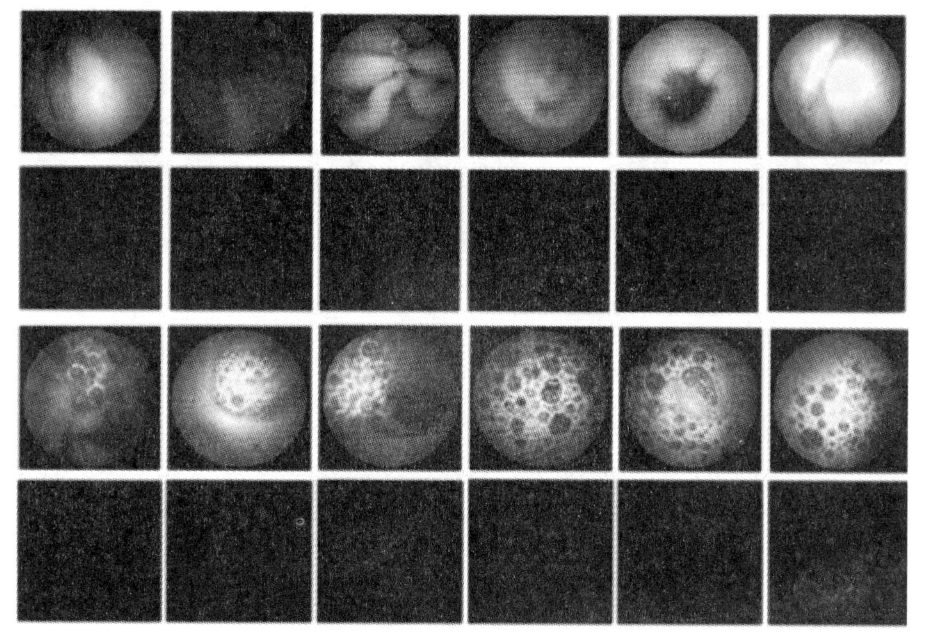

图 2-3　环形选择性滤波后图像

注：第一行、第三行分别为胶囊内镜的正常图像与多气泡图像；第二行与第四行分别为对应的环形选择性滤波后图像。

设定阈值 t，根据式(2-4) 可获取二值图像M_B，气泡边界所在区域为M_B 中的白色区域。

$$M_B(p)=\begin{cases}1, & M(p)\geqslant t\\ 0, & M(p)<t\end{cases},\qquad t=\frac{t_0}{\sqrt{\frac{\sum M(p)}{|M|}}} \tag{2-4}$$

其中t_0 是一个给定的阈值(实验中取 100/255)，分母项$\sqrt{\frac{\sum M(p)}{|M|}}$与滤波后图像的均值相关，加上分母项后，可增强阈值 t 的自适应性，减少气泡区域大小对二值化的影响。

对所得的二值图像M_B 进一步进行优化处理，通过形态学闭操作填充细小的孔洞，就可定位到比较完整的气泡区域，如图 2-4 所示。

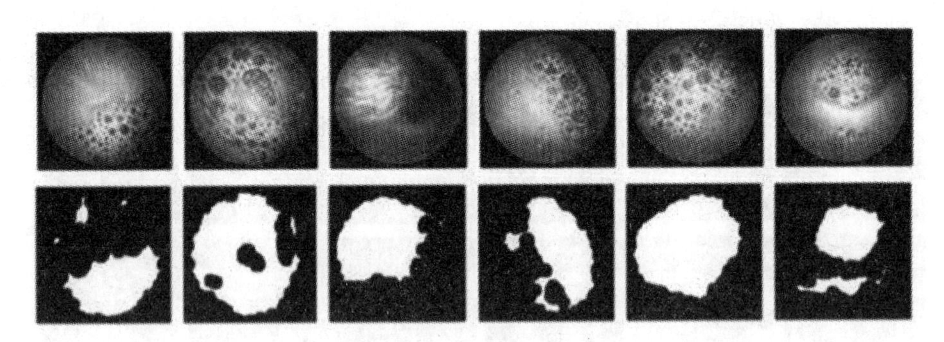

图 2-4 气泡区域定位结果

注：第一行为原胶囊内镜图像，第二行为对应的气泡区域二值图像。

根据气泡区域定位的结果，可计算气泡区域在胶囊内镜有效视野中的面积比例。根据医生的经验，如果胶囊内镜帧达到 20%～50%的气泡面积比例，则这样的图像帧通常被认为是无诊断意义的，将其自动筛查去除可减少冗余帧以提高诊断效率。

2.2 tMR 图像中基于形变信息的心脏区域定位

心脏区域的自动定位是心脏分割和特征量化等处理的重要基础。在心脏 tMR 中，磁标记线跟随心肌组织进行同步形变，这种标记特征提供了心肌组织形变细节的采样，能够比较准确地获取心肌局部的形变信息。

心脏组织在成像过程中，相较于其他周围组织形变更加剧烈，tMR 图像获取的形变信息在心脏区域应该最为明显和稠密，由此笔者提出了一种根据形变信息来实现心脏区域的自动定位方法。

由于 tMR 图像的标记线是若干个正交方向的直线，其分布具有显著的周期性，因此可利用基于相位和频率计算的 SinMod 模型对心脏 tMR 中各个质点进行形变跟踪，获得相应的形变位移场，从而定位出形变相对剧烈的心脏区域。

本小节主要从 SinMod 方法的基本原理、心脏区域形变跟踪定位的具体方法展开论述。

2.2.1 基于 SinMod 的形变跟踪原理

SinMod 模型是一种基于相位和频率计算的形变位移分析方法，它能较好地适应 tMR 图像中标记线扭曲、衰退问题以及噪声环境。由于 tMR 图像的标记线是若干个正交方向的直线，其分布具有显著的周期性，因此可将当前帧中各像素的局部灰度分布用相应频率的正弦波的波前进行叠加，其中每个正弦波都沿着图像平面内与相应标记线垂直的方向传播。

由此，首先可通过对图像的傅立叶频谱进行分析，求得各方向正弦波的中心频率及传播过程中相位的变化。然后根据所建正弦波叠加模型，求出当前帧位于该像素位置的心肌点到下一时刻帧的图像平面内的形变位移，该位移就等于所有局部正弦波在这段时间内传播位移的矢量和。这就是 SinMod 模型进行形变分析的基本思想。

具体的，令要进行心肌运动估计的对应成像时刻 t_1 和时刻 t_2 处于同一心动周期的两幅 tMR 图像表示为 I_1 和 I_2。考虑较简单的情形：图像中只有单方向的平行标记线。在图像平面坐标 $[p, q]$ 位置，I_1 的局部亮度 $I_1(p, q)$ 通过局部正弦波 S_{Local} 在该处的波前建模；相应地，I_2 在 $[p, q]$ 的局部亮度 $I_2(p, q)$ 对应 S_{Local} 经 $(t_2 - t_1)$ 的时间传播后在该处的变化后的波前。假设 S_{Local} 从 t_1 时刻到 t_2 时刻的传播距离为 u，则 $I_1(p, q)$ 和 $I_2(p, q)$ 可由式(2-5)表示。

$$\begin{cases} I_1(p, q) = A_1\cos\left(\omega_p\left(p + \dfrac{u}{2}\right) + \varphi\right) + n_1(p, q) \\ I_2(p, q) = A_2\cos\left(\omega_p\left(p - \dfrac{u}{2}\right) + \varphi\right) + n_2(p, q) \end{cases} \tag{2-5}$$

式(2-5)中，ω 和 φ 分别表示 S_{Local} 的频率和相对相位；A_1 和 A_2 均表示 S_{Local} 的振幅，因 S_{Local} 的振幅在传播过程中会发生小的变化，故 A_1 和 A_2 可以存在小

幅度的差异；n_1 和 n_2 分别表示 I_1 和 I_2 中独立存在的噪声成分。选择余弦形式是为了表述的方便。

由 SinMod 方法的局部正弦波建模思想可知，SinMod 方法估计心肌形变的关键是求解局部正弦波 S_{Local} 从前一 tMR 图像帧 I_1 到后一帧 I_2 的传播距离 u。根据式(2-4)，$I_1(p, q)$ 与 $I_2(p, q)$ 的相位差 $\Delta\varphi$，同时也是 S_{Local} 从 t_1 到 t_2 的相移 ωu。若能设法求得相移 $\Delta\varphi$ 和局部频率 ω，就可以直接计算出 $u = \dfrac{\Delta\varphi}{\omega}$，这也是下面进行频域处理的目的。

首先将 I_1 和 I_2 通过傅立叶变换转换到对应的频域，并设计以 ω_c 为中心频率、1.0 为带宽-中心频率比的椭圆区域频域带通滤波器，在二维傅立叶频域 $[\omega_p, \omega_q]$ 中对 I_1 和 I_2 进行相同的滤波处理。

上述带通滤波器的中心频率 ω_c 设定为 I_1 中沿对应方向标记的空间频率，通过定位 I_1 的频谱图像中的功率最大的局部区域而确定。带通滤波器的传递函数 b_{bf} 设定为由式(2-6)表示的平方余弦窗函数。

$$b_{bf}(\omega_p, \omega_q) = \begin{cases} \cos^2\left(\dfrac{\pi Z}{2}\right), & Z < 1 \\ 0, & Z \geqslant 1 \end{cases}, \quad Z = \left| \ln\left(\dfrac{\omega_p + j\omega_q}{\omega_c}\right) \right| \tag{2-6}$$

式(2-6)中，j 表示虚数单位。由式(2-6)可知 b_{bf} 的支持域(滤波器的带通区域)在复对数频域 $\ln((\omega_p + j\omega_q)/\omega_c)$ 中表现为理想圆形。

利用式(2-6)定义的带通滤波器 b_{bf} 在频域中对心脏 tMR 图像进行滤波处理，返回空域后将得到具有复数亮度的滤波图像。注意到这种图像与复数亮度图像 I_k 非常相似，区别仅在于频率带通滤波器选择的不同。之所以产生复数亮度，是因为 b_{bf} 的带通区域在频域 $[\omega_p, \omega_q]$ 中并不关于频域原点中心对称，使得心脏 tMR 图像的频域带通滤波结果经反傅立叶变换后，各像素亮度的虚部无法完全抵消。基于该原因并结合式(2-5)，可以推导出 I_1 和 I_2 经 b_{bf} 滤波后对应的复数亮度图像 I_{bf_1} 和 I_{bf_2} 如式(2-7)所示。

$$\begin{cases} I_{bf_1}(p, q) = A_1 e^{j(\omega(p+(u/2))+\varphi)} + n_{bf_1}(p, q) \\ I_{bf_2}(p, q) = A_2 e^{j(\omega(p-(u/2))+\varphi)} + n_{bf_2}(p, q) \end{cases} \tag{2-7}$$

式(2-7)中，n_{bf_1} 和 n_{bf_2} 分别表示 I_{bf_1} 和 I_{bf_2} 中的噪声。

在 b_{bf} 的基础上，SinMod 方法进一步设计两个调谐的带通滤波器 b_{bfLf} 和

b_{bfHf}。这对滤波器与 b_{bf} 具有相同的带通区域，但区别是将该区域中的各频率的滤波响应分别向低频和高频偏移，即 b_{bfLf} 和 b_{bfHf} 与 b_{bf} 具有式(2-8)所示的关系。

$$b_{bfLf}(\omega_p, \omega_q) = \sqrt{\frac{\omega_c}{\omega_p}} b_{bf}(\omega_p, \omega_q), \quad b_{bfHf}(\omega_p, \omega_q) = \sqrt{\frac{\omega_p}{\omega_c}} b_{bf}(\omega_p, \omega_q) \tag{2-8}$$

由式(2-6)和式(2-8)构造的 b_{bfLf} 和 b_{bfHf} 可以从 I_1 和 I_2 得到共计 4 幅带通滤波后的复数亮度图像，依次表示为 I_{bfLf_1}、I_{bfHf_1}、I_{bfLf_1} 和 I_{bfHf_2}。这 4 幅图像与 I_{bf_1} 和 I_{bf_2} 的对应关系如式(2-9)所示。

$$\begin{cases} I_{bfLf_1}(p, q) = \sqrt{\dfrac{\omega_c}{\tilde{\omega}_p}} I_{bf_1}(p, q), \quad I_{bfHf_1}(p, q) = \sqrt{\dfrac{\tilde{\omega}_p}{\omega_c}} I_{bf_1}(p, q) \\ I_{bfLf_2}(p, q) = \sqrt{\dfrac{\omega_c}{\tilde{\omega}_p}} I_{bf_2}(p, q), \quad I_{bfHf_2}(p, q) = \sqrt{\dfrac{\tilde{\omega}_p}{\omega_c}} I_{bf_2}(p, q) \end{cases} \tag{2-9}$$

式(2-9)中，$\tilde{\omega}_p$ 可以理解为 b_{bfLf} 和 b_{bfHf} 的带通区域中所有频率 $[\omega_p, \omega_q]$ 的 ω_p 分量的一种加权平均值。

将 I_k ($k = 1, 2$) 经低频偏移的滤波图像 I_{bfLfk} 和经高频偏移的滤波图像 I_{bfHfk} 的功率(复数亮度的幅值的平方)求和，得到如式(2-10)所示的低频功率图像 P_{Lf} 和高频功率图像 P_{Hf}。

$$P_{Lf} = |I_{bfLf_1}|^2 + |I_{bfLf_2}|^2, \quad P_{Hf} = |I_{bfHf_1}|^2 + |I_{bfHf_2}|^2 \tag{2-10}$$

式(2-10)中，| | 表示对复数求幅值运算。

分别将 I_1 的低(高)频偏移滤波图像 $I_{Bf\Theta f_1}$ ($\Theta = L, H$)与 I_2 的低(高)频偏移滤波图像 $I_{Bf\Theta f_2}$ 的共轭对应相乘，并将两乘积求和，得到如式(2-11)所示具有复数亮度的互功率图像 P_{CC}。

$$P_{CC} = I_{bfLf_1} \bar{I}_{bfLf_2} + I_{bfHf_1} \bar{I}_{bfHf_2} \tag{2-11}$$

式(2-11)中，¯ 表示对复数求共轭运算。

P_{Lf}、P_{Hf} 和 P_{CC} 的意义可通过将式(2-7)代入式(2-9)至式(2-11)进行说明。忽略噪声的交叉乘积，得到式(2-12)。

$$
\begin{cases}
P_{Lf}(p,\ q) = \dfrac{\omega_c}{\tilde{\omega}_p}(A_1^{\ 2} + A_2^{\ 2} + |n_{bf_1}(p,\ q)|^2 + |n_{bf_2}(p,\ q)|^2) \\
P_{Hf}(p,\ q) = \dfrac{\tilde{\omega}_p}{\omega_c}(A_1^{\ 2} + A_2^{\ 2} + |n_{bf_1}(p,\ q)|^2 + |n_{bf_2}(p,\ q)|^2) \\
P_{CC}(p,\ q) = \left(\dfrac{\omega_c}{\tilde{\omega}_p} + \dfrac{\tilde{\omega}_p}{\omega_c}\right) A_1 A_2 e^{j\omega u}
\end{cases}
\tag{2-12}
$$

这里，SinMod 方法做了一个重要假设：式(2-12)中的 $\tilde{\omega}_p$ 与式 (3-1) 中的局部正弦波频率 ω 等价。基于该假设，可以从式(2-12)推导出局部频率 ω、局部相移 $\Delta\varphi$ 和局部位移 u 的计算公式如式(2-13)所示。

$$
\omega = \tilde{\omega}_p = \omega_c \sqrt{\frac{P_{Hf}(p,\ q)}{P_{Lf}(p,\ q)}}, \qquad \Delta\varphi = \arg(P_{CC}(p,\ q)), \qquad u = \Delta\varphi / \omega
\tag{2-13}
$$

式(2-13)中，arg 表示对复数求辐角运算。

综上所述，归纳得到 SinMod 方法的基本处理过程如下：

(1)利用经特别设计的频域带通滤波器对所给定的两幅二维心脏 tMR 图像分别进行滤波，得到蕴含心肌运动信息的具有复数亮度的滤波图像；

(2)根据滤波图像计算低频、高频功率图像和互功率图像，继而得到局部正弦波模型在各像素处的局部频率和局部相移；

(3)由局部频率和局部相移计算前一帧心脏 tMR 图像中各像素对应的心肌质点到后一帧图像之间的运动位移，从而建立像素级、具有单一方向的(与所建立的局部正弦波模型的波方向一致)二维运动位移场。

该基本处理过程针对的处理对象是具有单方向平行线状标记的二维心脏 tMR 图像。对于具有两个正交方向的网格状标记的二维心脏 tMR 图像，可以在垂直于每个标记方向的局部正弦波传播方向上依次应用该处理过程，再对两次处理所得到的形变位移场进行矢量求和，从而得到最终的用于描述各心肌质点在成像平面内的表观形变的二维形变位移矢量场，这是进行下一步研究分析的基础。

2.2.2　基于 SinMod 的心脏区域自动定位

基于 2.2.1 节所述的 SinMod 方法可获取 tMR 图像对应的形变位移场，由此可计算出图像中每个像素质点的形变强度，并将形变剧烈的心脏区域进行定位，方法整体流程如图 2-5 所示。

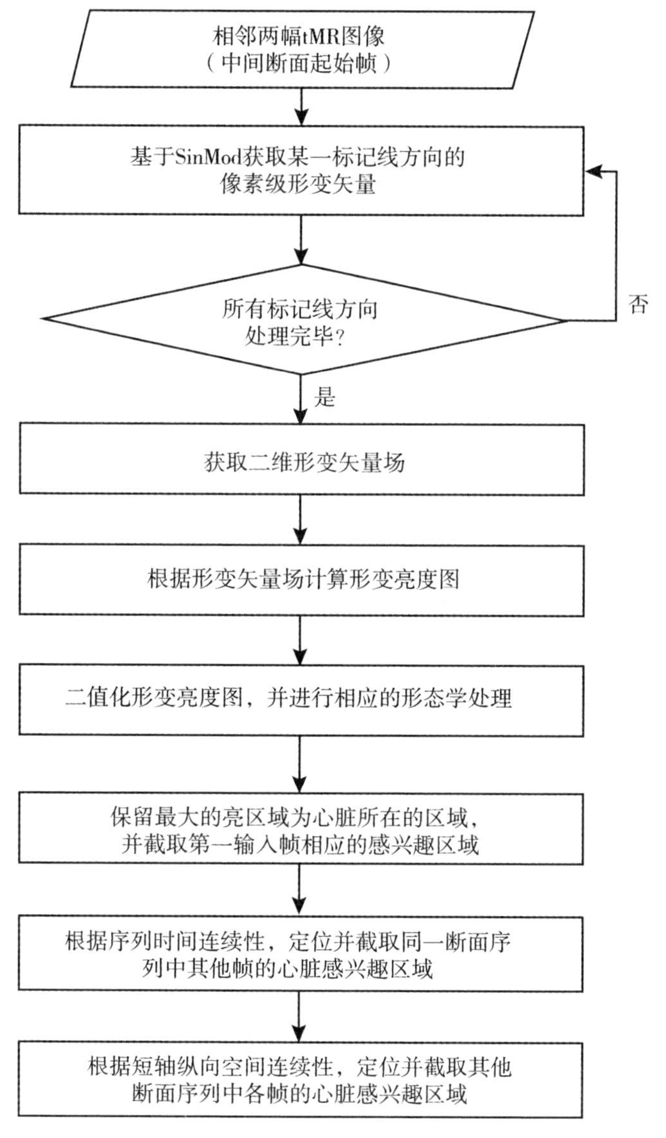

图 2-5　SinMod 自动定位心脏区域流程图

上述方法具体的实现步骤如下：

(1)将某一心跳周期序列中相邻两帧作为算法输入。一般的，为了心脏区域定位的准确性，多选择起始的头两帧进行形变跟踪，因为此时标记线最为清晰，且几乎未发生形变。

(2)利用 SinMod 方法获得第一输入帧中每个像素在标记线某个单一方向上的形变位移矢量。

(3)同样地，利用 SinMod 方法获得第一输入帧中每个像素在标记线另一个单一方向上的形变位移矢量。

(4)根据(2)与(3)所得的每个像素不同方向的形变位移进行矢量和计算，得到第一输入帧图像所对应的形变位移矢量场。

(5)根据(4)所得的矢量场计算其每个像素形变位移的大小，并作为亮度值，以获取对应的形变亮度图，亮度图的亮度值就代表了第一输入帧对应像素形变剧烈的程度。值得注意的是，在形成形变亮度图的过程中需要将像素值进行最大最小归一化处理，使其在[0, 255]范围内取值。

(6)根据(5)获取的形变亮度图中越亮的区域对应的形变越剧烈，那么心脏区域相对其他的组织形变越剧烈，因此也就对应主要的亮区域。通过二值化(实验中采用 Otsu 求取二值化阈值)处理，最大的白色连通区域则对应心脏区域。

(7)计算(6)获取的最大白色连通区域对应的几何重心，选取合适的矩形框截取第一输入帧对应的心脏感兴趣区域(ROI)。

(8)由于心脏 tMR 图像中同一序列心脏空间位置具有时间连续性，根据心跳周期起始帧定位心脏 ROI，可在整个 tMR 图像序列的其他帧中定位同样位置相同大小的心脏 ROI。

(9)在短轴纵向截面中，心基与心尖切片中心脏区域面积往往比较小，且形变相对不太明显，因此若直接利用本节方法进行心脏区域定位比较困难。与步骤(8)类似，利用心脏区域纵向空间连续性，也可按照同样的心脏区域映射位置进行定位。

2.2.3　心脏区域定位实验结果与分析

本书实验所使用的心脏 tMR 图像由 1.5 T GE MR 扫描所得，共计 23 个序列。每个序列都包含心脏收缩、扩张状态的一个心跳周期，含有 25 或 30 幅图像帧，其图像大小均为 512×512 像素。图像帧中标记线为 45°和 135°两个方向。

根据 2.2.2 节所述的定位方法，各个中间步骤对应的结果图例如图 2-6 所示。

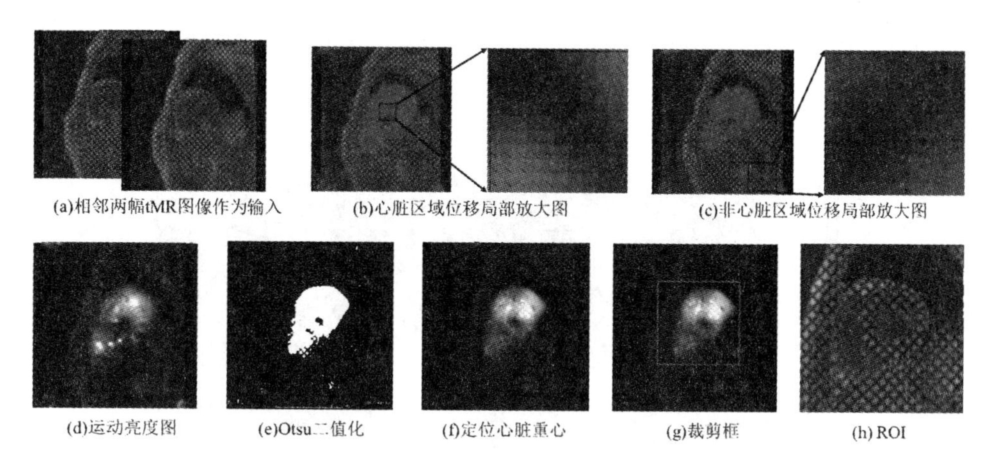

图 2-6 SinMod 自动定位心脏区域中间结果图

子图(a)为输入的原始序列中两幅相邻相位的心脏 tMR 图像帧，其中第一幅图像帧是进行形变分析及心脏区域定位的目标图像。

子图(b)(c)为利用 SinMod 方法所获取的第一图像帧相应的形变位移矢量场，箭头的长度表示对应质点形变位移的大小，箭头的方向表示质点形变矢量的方向。为了便于观察，子图(b)(c)还分别截取了部分局部心脏区域和部分局部非心脏区域进行矢量图的放大，可以发现心脏区域形变矢量的大小显著高于非心脏区域，这符合心脏区域形变更剧烈的宏观特点。

子图(d)将形变亮度图与原图进行了叠加，其中形变亮度图的亮度值即为对应像素形变矢量的大小，观察可发现正好是心脏区域的位置形变亮度值较高，而非心脏区域形变亮度值很低。

随后利用 Otsu 方法(又称最大类间方差法，详见 3.1.1 节中的描述)对形变亮度图进行二值化，结果如子图(e)所示，白色区域基本集中在心脏区域附近。

进一步地提取子图(e)中最大连通区域作为最终的心脏位置区域，并计算其几何重心(如子图(f)所示)。

最后，根据重心选择合适的矩形框，定位并提取出心脏 ROI 区域(如子图(h)所示)。

为了进一步验证本节中依据形变分析来对心脏区域进行定位的有效性，本节选取了不同序列的图像帧(如图 2-7 第 1 列所示)进行了形变分析，其中

SinMod 获取的形变位移场如图 2-7 第 2 列所示，所得形变亮度图如图 2-7 第 3 列所示。可以看出在不同心脏 tMR 序列中，本节方法都能较好地获取到形变信息，从而可比较准确地进行心脏区域的定位。

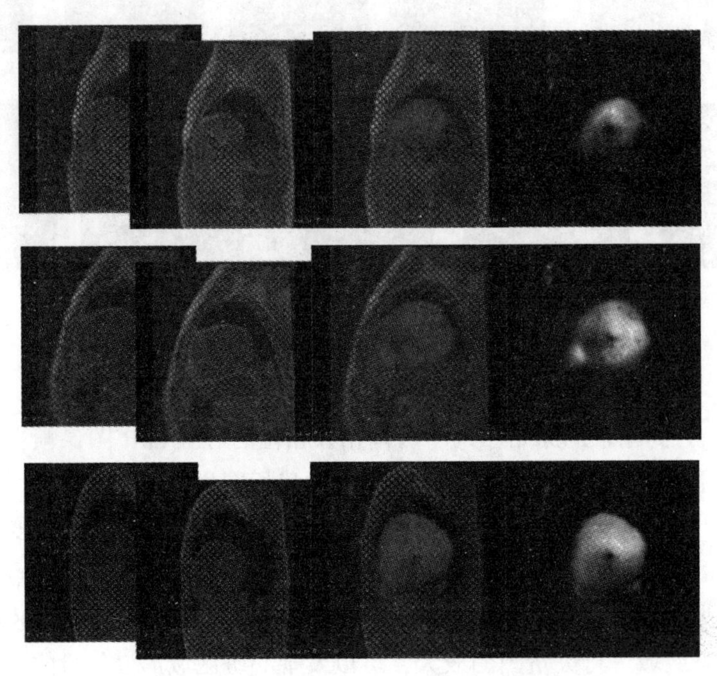

图 2-7　不同序列形变矢量场及对应的形变亮度图

注：第一列为序列中相邻两幅心脏 tMR，第二列为对应的形变位移矢量场，第三列为归一化后的形变亮度图。

将起始帧定位的心脏区域在同一短轴横断面的其他相位进行同样的定位，所截取出的部分(连续 10 帧)tMR 图像心脏 ROI 如图 2-8 所示。

对于同一个心脏的 tMR 在纵向上的其他断面，利用中心断面的定位和纵向空间连续性，包括面积较小心尖区域与心基区域都能较准确地进行定位，所截取的部分 ROI 如图 2-9 所示。

上述实验结果表明，本节采用的 SinMod 方法在 tMR 图像中可较好地获取各质点的局部形变信息，由此能将形变剧烈的心脏区域进行准确的定位并截取心脏 ROI。利用同层断面的时间序列连续性及不同层断面的纵向空间连续性，可根据中间层的起始帧定位对同一心脏的其他 tMR 图像完成心脏区域的定位。

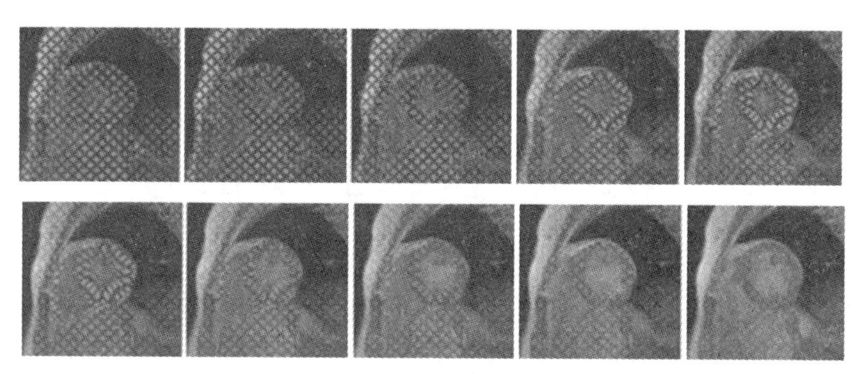

图 2-8 某一心脏中间层断面 tMR 图像序列连续 10 帧所获取的心脏 ROI

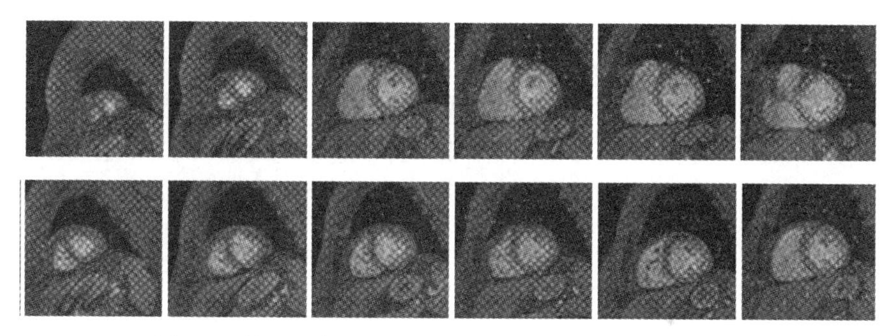

图 2-9 某一心脏不同层断面 tMR 图像所获取的心脏 ROI

心脏区域的自动定位及 ROI 获取，减少了非心脏区域对心脏信息分析的干扰，为后续的心脏区域精确分割及特征量化奠定了必要的基础。

第3章　医学图像分割

医学图像分割是图像处理分析过程中的重要工作，能够有效地提取器官、组织或病灶等目标区域的形状和空间信息，是进行医学影像定量分析的关键环节之一。医学图像分割与一般图像的分割相比，对分割精度要求更高，分割结果的准确性在很大程度上会影响医学影像定量分析及辅助诊断的正确性。但医学图像通常具有对比度低、组织纹理复杂、边界区域模糊等特点，自动精确的医学图像分割一直是具有很大挑战性的课题。

早期的医学影像分割常用的方法有阈值分割法、边缘检测法、区域生长法等，随着深度学习技术的发展，一些深度学习模型(如 U-Net 等)也被用于医学影像的分割，并取得了较高的分割精度，但其分割结果依赖于人工标记的训练数据。

各种医学图像的特点不同，所采用的具体的分割方法也有所不同，下面就显微镜染色体图像及 tMR 心脏区域的分割问题来具体探讨相关的分割方法。

3.1　基于传统方法的染色体图像分割

3.1.1　染色体区域分割

利用高倍显微镜观察人类染色体的结构，是进行染色体疾病诊断的主要手段。在采集显微镜染色体图像时，细胞分裂期的选取、染色药水配置比例、染色操作及时间控制等环节产生的差异，会使染色体样本呈现不一致的特征表现。在显微镜图像采集过程中，显微镜倍数的控制、光照条件控制以及玻片和药水杂质的影响，会在染色体样本图像中表现出杂质噪声、对比度不同、边界不清晰等情况，这些不可避免的因素造成的影响对染色体图像的分析会产生一定的阻碍。为了减少这些干扰因素对后期的数据提取过程造成的误差，降低核型分析时不相关因素带来的影响，需要运用相关的图像分割方法将单个染色体区域从背景中提取出来。

显微镜染色体图像中染色体区域呈现具有明暗带纹的深灰色带状区域如图3-1(a)所示。观察可知染色体区域通常与背景对比度较高，因此可用传统的阈值化方法进行分割。

阈值化图像分割方法可以分割出连续而具有一定结构性的目标区域，且计算简单，合适的阈值选取是该分割方法的关键。常用的阈值化法有最大类间方差法、最佳熵自动阈值法、直方图分析法、矩不变自动阈值法、迭代阈值法等。

利用上述几种常用的阈值化方法对染色体图像进行分割，分割结果如图3-1所示。

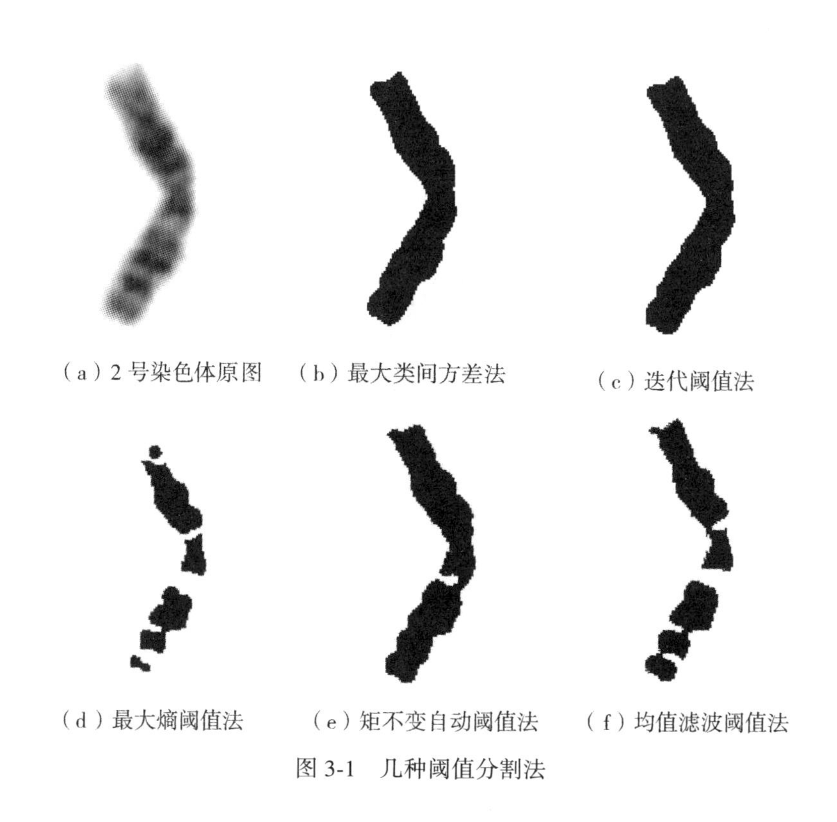

（a）2号染色体原图　（b）最大类间方差法　（c）迭代阈值法

（d）最大熵阈值法　（e）矩不变自动阈值法　（f）均值滤波阈值法

图3-1　几种阈值分割法

从多种方法的染色体分割结果来看，最大类间方差法表现得相对较好。该方法具有良好的适应性，能最大限度地保留染色体区域的基本形态。因此本节在后面将采用最大类间方差法来对染色体区域进行阈值分割。

最大类间方差法即Otsu算法，是日本学者大津在1979年提出的一种自动寻找图像阈值的自适应全局阈值分割法。图像由阈值分为前景和背景两个部分，通过最大类间方差法来衡量前景和背景之间的差值，遍历图像中所有的阈值，计算不同阈值下前景和背景之间的最大类间方差值来确定最佳分割阈值，实现图像的二值化分割。Otsu 算法中二值分割的基本步骤如下：

(1) 计算灰度图中各个灰度级像素的数量；

(2) 计算前景部分的平均灰度值和像素比例；

(3) 计算背景部分的平均灰度值和像素比例；

(4) 遍历灰度图像各个灰度值，计算前景和背景类间方差；

(5) 当类间方差取极大值时所对应的阈值即为最佳阈值。

3.1.2　边缘平滑

经过阈值分割的染色体区域边缘常呈现出较为突出的锯齿形态以及异常的毛刺和凹陷(如图 3-2 所示)。为了使得所提取的染色体边缘光滑连续，可使用图像形态学方法来对二值化后的图像进行边缘平滑，这也称为分割后处理。

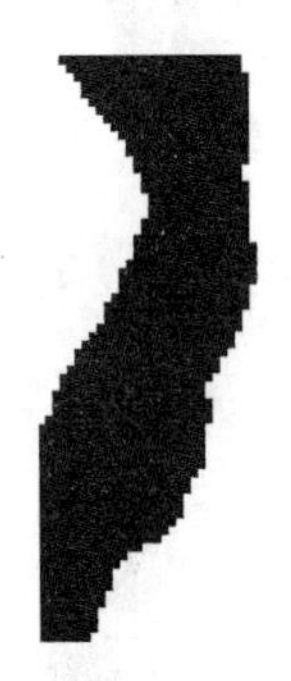

图 3-2　边缘的锯齿与毛刺

图像的形态学处理是以数学形态学为理论基础，借助数学方法对图形进行形态处理的技术。由于图像形态学算法大部分通过数学集合的思想实现，在实践中具有处理速度快、算法思路清晰等特点，被广泛应用于许多领域。数学形态学是以集合代数为基础的，用定量的方法描述几何结构的科学。在数字图像处理应用中，通过集合的原理定义合适的结构元素来提取目标区域像素实现图像形态学操作。常用的图像形态学操作有膨胀和腐蚀，通过混合使用膨胀和腐蚀达到一定的形态学处理目的。

在进行图像形态学腐蚀处理时，需要定义一个结构元素，结构元素是图像目标区域的更小的组成部分，多个结构元素构成目标图像。假设 A 为平面坐标

(x, y) 上的目标区域，$S(x, y)$ 为结构元素，使用其对 A 的腐蚀操作可以表示为式(3-1)。

$$\{(x, y) \mid (x, y) \in A, S(x, y)/A = \varnothing\} \tag{3-1}$$

在数字图像处理中，腐蚀操作能够消除图像目标区域小于结构元素的边界像素点，可以把腐蚀操作看成图像的收缩细化过程。假设定义一个如图 3-3 所示的 3×3 结构元素模板，其中“1”表示位于结构元素中的点，“0”表示结构元素之外的点。用该结构元素校验原图像中的每个像素，若结构元素中所有为“1”的位置在原图像中都是目标区域的像素点，那么就保留结构元素所在位置的像素点，否则就去除结构元素所在位置的像素点。显然，不同结构元素的处理结果会有所不同，图 3-4 是使用该结构元素腐蚀的结果。

0	1	0
1	1	1
0	1	0

图 3-3 3×3 结构元素模板

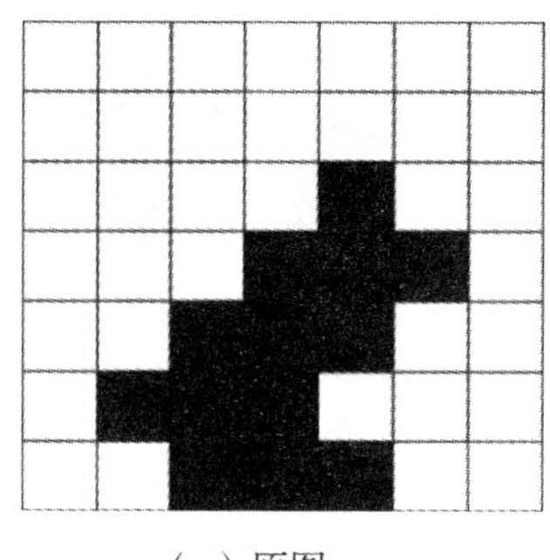

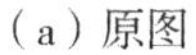

（a）原图

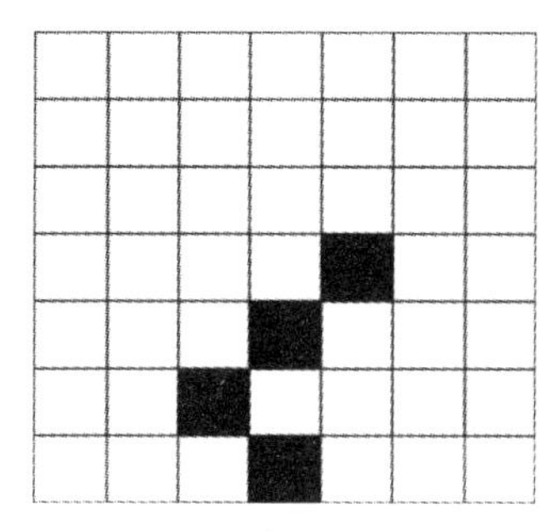

（b）腐蚀结果

图 3-4 图像腐蚀示例

对于图像形态学膨胀处理，假设 A 为平面坐标 (x, y) 上的目标区域，$S(x, y)$ 为结构元素，使用其对 A 的膨胀操作可以表示为式(3-2)。

$$\{(x, y) \mid (x, y) \in A, S(x, y) \cap A \neq \varnothing\} \tag{3-2}$$

对应于腐蚀操作，对图像进行膨胀处理是对图像目标区域进行扩张和加粗的过程。对图像的膨胀操作同样需要使用结构元素，对图像进行膨胀操作的过程是：用一个结构元素检查原图像中的每一个像素，若结构元素中任意一个为"1"的位置在原图像中都有目标区域的像素点，则保留该结构元素所在位置的像素点，否则不保留该结构元素所在位置的像素点。同腐蚀处理一样，不同结构元素的处理结果会不同。图 3-5 和图 3-6 是两个膨胀处理的例子。

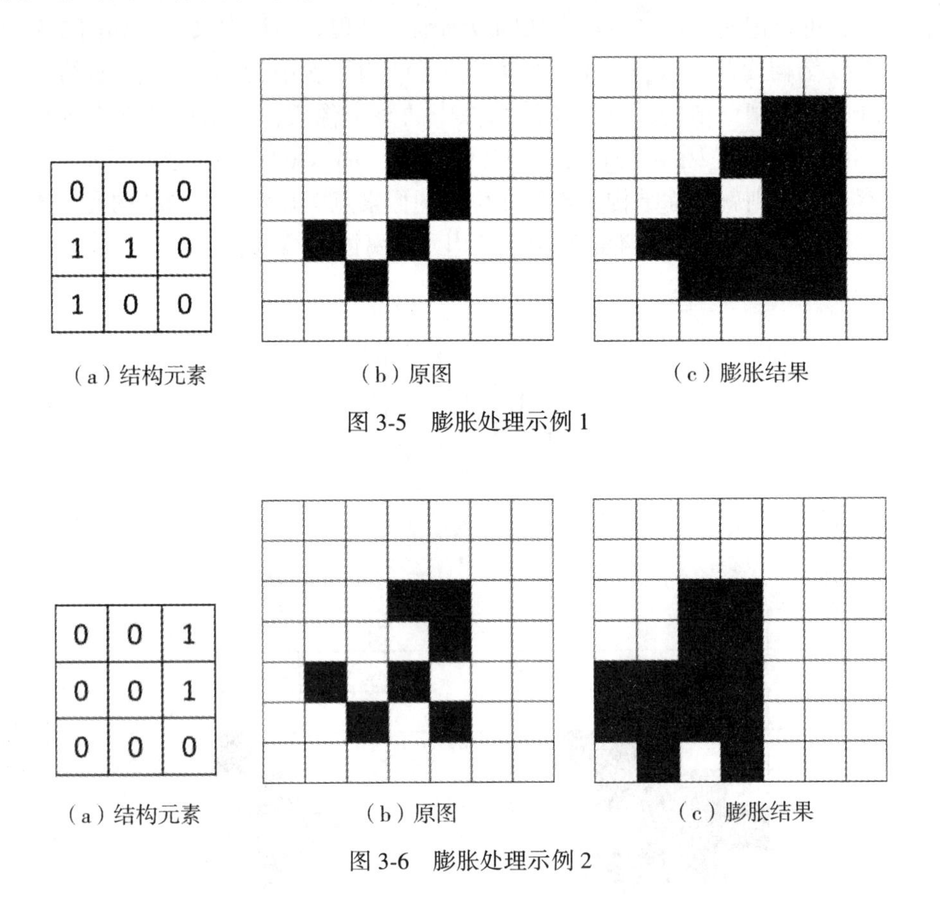

（a）结构元素　（b）原图　（c）膨胀结果

图 3-5　膨胀处理示例 1

（a）结构元素　（b）原图　（c）膨胀结果

图 3-6　膨胀处理示例 2

开运算和闭运算是图像形态学腐蚀和膨胀不同顺序的组合使用，开运算是对图像先进行腐蚀处理，然后再进行膨胀处理的操作。通过形态学的腐蚀和膨胀操作的原理可知，开运算的结果会保留那些附近存在完整的结构元素的像素点，而消除附近不存在完整的结构元素的像素点。根据这个原理，开运算操作通常被用来去噪，在保留目标区域的几何结构的同时，能够消除孤立点并对目标区域边缘进行平滑处理。

闭运算是先膨胀后腐蚀的过程。闭运算处理通常可以将比较靠近的两个区域连接起来形成一个连通域，同时填补图像中空缺的缝隙部分。在形态学处理前，需要根据情况定义合适的结构元素来进行图像形态学操作。

在处理染色体二值图像时，先对染色体二值图像进行开运算操作来去除边缘上突出的尖锐的像素，接着再使用闭运算操作将染色体区域边缘不正常的缺口和凹陷连接起来，最终获得平滑边缘的效果。

通过实验发现，使用大小为 8 的圆盘状的通用结构元素对染色体二值图像进行处理，可以有效地对染色体二值图像边缘区域进行平滑。图 3-7 为平滑前后的对比，可以看出平滑后的二值化染色体图像边缘锯齿效应得到减弱。

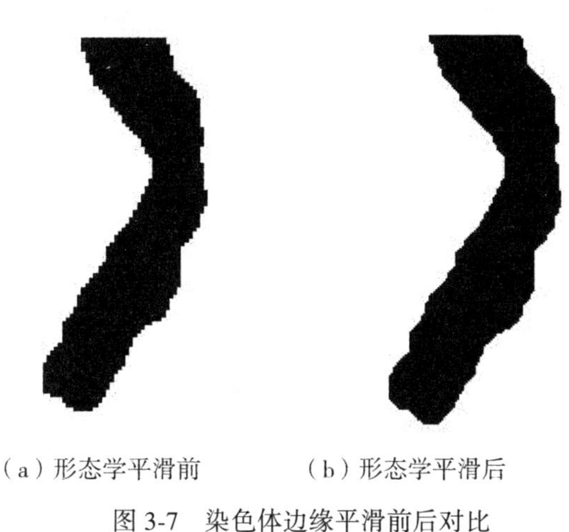

（a）形态学平滑前　　（b）形态学平滑后

图 3-7　染色体边缘平滑前后对比

3.2　基于混合梯度流 Snake 的左心室分割

在心脏的结构中，左心室占据着重要地位，它在心脏泵血过程中起到主要作用。因此对左心室图像进行心肌特征的分析对诊治心脏疾病有重要的研究意义，而左心室(内外膜)的精确分割是心肌信息分析的重要基础。

为了便于对心肌特征进行分析，本节仍是采用能够提供心肌形变信息的心脏 tMR 图像(如图 3-8 所示)。

在该图像中由于加上了磁标记线，左心室的分割难度较普通的 MR 图像更大，具体表现在以下几个方面：

(1)相对于脑部等其他静态组织器官，心脏时刻不停地进行收缩扩张的周期性运动。心脏的心室结构会随着心脏的扩张和收缩相应发生改变，结构形状多变性增加了心脏心室分割的难度。

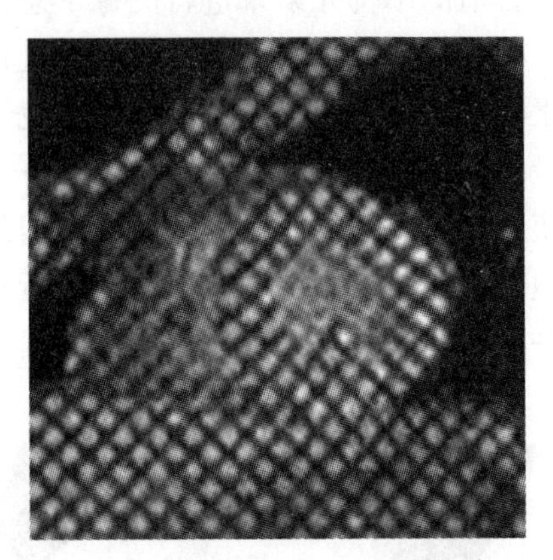

图 3-8　心脏 tMR 图像

(2)在 tMR 图像中，心脏区域灰度对比度较低，尤其是左心室外膜与下方组织邻近处多有模糊的弱边界，导致根据灰度特点难以准确分割左心室外膜。

(3)血池动态地收缩和扩张易在 tMR 图像中形成运动伪影，而且血池内还有乳头肌的结构，它紧邻左心室内膜，与其分界线极不明显，因此在分割过程中很容易将乳头肌划分到内膜边界，使得左心室内膜分割的结果出现不规则或凹陷的情况。有时为了提取血池体积等特征，也将乳头肌作为心肌壁的一部分分割出来，本节中 3.2 小节的左心室分割即为这种情况。

(4)在 tMR 图像中，磁标记线密布图像空间，随着心跳周期时刻的改变，标记线的强度会不断衰减，标记线由清晰变模糊，其形态也由平直逐渐产生错位扭曲。磁标记线的信息干扰及强度、清晰度、形态的多样性，对不同时刻的左心室内外膜分割将产生较大的影响。

(5)心脏 tMR 图像在心脏短轴的不同断面上进行采样，中间层断面心脏区域面积较大分割相对容易，而心尖切片心脏区域面积小且轮廓不规则，分割相对更加困难。

针对上述分割难点，本节选用传统分割方法中比较先进的主动轮廓线模型(Snake)来对左心室内外膜分别进行分割。Snake 模型可通过外部能量充分利用底层图像特征，同时也能通过内部能量约束轮廓线形态的上层认知，能获得较好的分割效果。针对内外膜不同的图像特征，本节方法中提出了各自的混合梯度流(HGVF)Snake 模型，以分别实现内外膜的分割。

为了更好地阐述 HGVF Snake 模型，下面将对基本 Snake 模型与 GVF Snake 模型进行简单介绍。

3.2.1 Snake 方法的基本原理

(1)传统 Snake 模型

主动轮廓线模型(active contour model)是一种基于能量泛函的分割方法，也称作 Snake 模型。Snake 模型相对之前的图像分割方法而言，主要的优点在于它能将底层的图像特征与上层的认知相结合。底层的图像特征包括亮度、梯度及纹理等，这些特征都是由局部的图像信息决定的。而上层的认知主要集中于图像的轮廓形状等。在 Snake 模型中，用能量函数中的轮廓线内部能量与图像外部能量分别表示上层认知与底层特征。在分割过程中，轮廓线将会在能量函数的作用下，不断朝着能量减小的方向进行演化，最后当能量最小化时，轮廓线将会停止演化，此时会得到一条逼近目标边界并且相对光滑的轮廓线，这就是 Snake 分割的基本思想。

具体的，Snake 模型为一可演化的封闭轮廓线，设其由一组控制点 $v(s)$ 组成(如式(3-3) 所示)。

$$v(s)=[x(s),\ y(s)],\ s\in[0,\ 1] \tag{3-3}$$

其中 $x(s)$，$y(s)$ 表示每个控制点的坐标位置。s 为归一化的曲线长度，变化范围为(0，1)。该封闭轮廓线将通过解一个能量最小化问题来迭代地逼近目标的边界，因此能量函数的定义是 Snake 模型能否获得较好分割结果的关键。基本的 Snake 模型的能量函数的定义通常如式(3-4)所示。

$$E_{\text{total}}=\int_s(\alpha\ |v'(s)|^2+\beta\ |v''(s)|^2+E_{\text{ext}}(v(s)))\,\mathrm{d}s \tag{3-4}$$

公式中第 1 项表示弹性能量对应于 v 的一阶导的模，它主要使轮廓线在演化过程中保持连续性；第 2 项表示刚性能量，也称为曲率能量，对应于 v 的二阶导的模，该项能量主要控制轮廓线在演化中的光滑性；前面这 2 项都是约束轮廓线本身的物理特性的，本质上就是保持轮廓线上的控制点之间的距离不要太远或太近，被统称为内部能量。

公式中第 3 项是外部能量，它依赖于底层的图像特性，它的主要作用是将轮廓线吸引至图像中目标的边缘。在构建外部能量函数时，以图像梯度和灰度最为常用，有时也用到目标的尺寸和形状特征。下面以梯度特征为例来构建外部能量函数(如式(3-5)所示)。

$$E_{\text{ext}}(v(s))=\int_s-\ |\nabla \mathrm{I}(v(s))|^2\mathrm{d}s \tag{3-5}$$

其中 $|\nabla I(v(s))|$为图像 I 中 控制点 $v(s)$ 的局部梯度大小，该项外部能量在能量最小化过程中会将轮廓线向图像梯度大的边缘吸引。

在总能量公式中选取适当的权重参数 α 和 β，曲线就将在三个能量的联合作用下朝着总能量最小化的方向进行演化，得到光滑的分割边界。这里总能量函数最小化的求解是一个变分问题，具体过程就不详述了，具体方法可参见文献[205，206]。

在实际应用中，Snake 模型分割结果的好坏比较依赖于初始轮廓线的位置。特别是在纹理图像或者灰度值分布比较复杂的图像中，图像局部特征变化较大，如果初始轮廓离目标轮廓较远，控制点在演化过程中将难以落入目标轮廓处。同时，由于内部能量主要是使轮廓线趋于光滑和连续，当目标边界存在凹陷时，轮廓线难以演化至凹陷区域。

(2) GVF Snake 模型

针对 Snake 模型中存在的上述问题，Xu 等人于 1997 年提出了 GVF Snake 模型，该模型将传统 Snake 的外部能量(具体用 edge map 来描述)用热扩散原理进行处理，得到梯度矢量流(GVF)，然后由 GVF 场作为新的外部作用力场通过力平衡条件对轮廓线的演化进行约束。

具体的，GVF 场是由原图 I 经过边缘算子处理后的 edge map f 生成，该力场中的外力矢量定义如式(3-6)所示。

$$V(x, y) = [u(x, y), v(x, y)] \tag{3-6}$$

设图像 I 的梯度场为 ∇f，将其向图像边缘进行迭代扩散，则轮廓线的能量泛函公式如式(3-7)所示。

$$E_{\mathrm{GVF}}(V) = \iint \mu(u_x^2 + u_y^2 + v_x^2 + v_y^2)\mathrm{d}x\mathrm{d}y + \iint |\nabla f|^2 \, |V - \nabla f|^2 \mathrm{d}x\mathrm{d}y \tag{3-7}$$

式(3-7)中，(x, y) 是像素点的图像坐标，f 为边缘。μ 为用于调节式中两项间平衡的权重系数，通常依据图像中的噪声程度来设定，图像中的噪声越大应该相应地增大 μ 的取值，但当 μ 取值较大时，GVF 场的变化会比较缓和，收敛速度也会缓慢一些。与传统 Snake 模型的求解方法类似，采用变分法可以得到能量泛函的最优解，相应的欧拉方程如公式(3-8)所示。

$$\begin{cases} \mu \nabla^2 u - (u - f_x)(f_x^2 + f_y^2) = 0 \\ \mu \nabla^2 v - (v - f_y)(f_x^2 + f_y^2) = 0 \end{cases} \tag{3-8}$$

其中，∇^2 是 Laplacian 算子，f_x、f_y 是 f 在 (x, y) 处水平和垂直方向上的一阶导数，f_x^2、f_y^2 是相应的二阶导数。目标图像的 edge mapf 只有在目标边缘轮廓附近才会有较大的值出现，并且在图像的灰度值基本恒定的区域梯度几乎为

0。f在(x, y)处的水平和垂直方向上的一阶导数远离边界或者图像灰度均匀处为 0。

在传统的 Snake 模型中直接使用f作为外力场，尽管可以保证初始轮廓能够演化至目标轮廓上，但其外力场的作用范围仅停留在目标轮廓附近区域，也就是要求所给定的初始轮廓必须靠近目标轮廓，同时在平滑区域因外力场为 0，Snake 模型将会丢失搜索方向，导致无法准确收敛到目标轮廓上。

GVF Snake 模型运用热扩散的原理，对将目标轮廓的梯度信息扩散至整个图像域，这样整个图像域内(包括远离目标轮廓的区域及光滑区域)都存在指向目标轮廓的外力场来引导轮廓线进行演化，此时初始轮廓若位于离目标轮廓较远的区域，仍然能够在 GVF 场的作用下逐渐逼近目标轮廓；同样的，轮廓线也可以在 GVF 场的作用下深入边缘凹陷的区域，提高了 Snake 模型分割的鲁棒性。

然而，对于心脏 tMR 图像，GVF Snake 模型还是不能取得理想的分割效果。在该图像中，稠密的标记线、不规则的心脏结构及心脏组织动态形变等因素共同导致所获取的 GVF 场十分复杂，无法准确地引导曲线演化。

针对上述问题，本节方法中提出了一种混合梯度向量场(HGVF)来改进 GVF Snake 模型中的外力场。

(3) HGVF Snake 模型

HGVF 场是将从原图所获取的 GVF 场与通过某种滤波后图像或先验特征图所获取的多种 GVF 场进行融合而得到的，这样可在不同的 GVF 场中实现目标轮廓细节的保留和标记线等信息干扰的弱化等，以综合改善左心室的分割精度。由多种 GVF 场融合得到的 HGVF 场的具体定义如式(3-9)所示。

$$\begin{cases} V_h(x, y) = [u_h(x, y), v_h(x, y)] \\ u_h(x, y) = \lambda_1 u_1(x, y) + \lambda_2 u_2(x, y) + \cdots + \lambda_n u_n(x, y) \\ v_h(x, y) = \lambda_1 v_1(x, y) + \lambda_2 v_2(x, y) + \cdots + \lambda_n v_n(x, y) \\ \lambda_1 + \lambda_1 + \cdots + \lambda_n = 1 \end{cases} \tag{3-9}$$

其中，$V_h(x, y)$为 HGVF 场的外力矢量，λ_1，λ_2，…，λ_n为对应不同 GVF 场的融合权重系数，各项系数相加的和为 1，可以通过调节整合权重系数来增强或削减某种 GVF 场对于 HGVF 场的影响。

与 HGVF 场相对应，HGVF Snake 模型的能量泛涵公式也有所变化，其具体定义如下：

$$
\begin{cases}
E_{\mathrm{HGVF}}(V_h) = \iint \mu(u_{h\_x}{}^2 + u_{h\_y}{}^2 + v_{h\_x}{}^2 + v_{h\_y}{}^2)\mathrm{d}x\mathrm{d}y \\
\qquad + \iint |\nabla f_h|^2 \, |V_h - \nabla f_h|^2 \mathrm{d}x\mathrm{d}y \\
f_h = \lambda_1 f_1 + \lambda_2 f_2 + \cdots + \lambda_n f_n \\
1 = \lambda_1 + \lambda_2 + \cdots + \lambda_n
\end{cases}
\tag{3-10}
$$

式(3-10)中，∇^2 是 Laplacian 算子，u_{h_x}，u_{h_y}，v_{h_x}，v_{h_y} 是 HGVF 场对于 x，y 方向上的偏导，f_1，f_2，…，f_n 是各种来源图像的 edge map，综合得到融合型 edge map f_h 。

同样的，通过求解相应的欧拉方程（如式(3-8)所示），即可得到 HGVF 场。

$$
\begin{cases}
\mu \nabla^2 u_h - (u_h - f_{h\_x})(f_{h\_x}{}^2 + f_{h\_y}{}^2) = 0 \\
\mu \nabla^2 v_h - (v_h - f_{h\_y})(f_{h\_x}{}^2 + f_{h\_y}{}^2) = 0
\end{cases}
\tag{3-11}
$$

其中，f_{h_x}，f_{h_y} 分别是融合型 edge map f_h 对应于 x，y 方向上的偏导。

3.2.2　初始轮廓的选取

Snake 模型中好的初始轮廓的选取对曲线演化效率和分割准确率有着重要影响。为获得一个较好的初始轮廓，本节对原图像进行了极坐标转换，这样可以根据径向灰度变化情况更准确地分析内外膜边界的灰度跳变点，以将其作为初始轮廓点。

极坐标下的初始轮廓选取具体步骤如下：

(1)在心脏 tMR 图像中手动选取左心室中心点 O ，然后以点 O 为原点，以每 1°为间隔向周围发出 n 条射线，如图 3-9(a)所示。射线的长度由中心点 O 到 ROI 区域的最近边缘距离所决定。

(2)将原图 I 中的第 i 条射线转换为极坐标图像 I_1 中对应的第 i 列，如图 3-9(b)所示。

(3)对极坐标图像 I_1 中的第 i 列求垂直方向上的偏导，根据导数值的大小及与第 i-1 列轮廓点空间位置的连续性，确定第 i 列的内、外膜初始轮廓点(确定轮廓点的具体方法见算法)，如图 3-9(c)所示。

(4)将步骤(3)所得的极坐标下的内、外膜轮廓点进行极坐标逆变换，还原为原图 I 中内、外膜的初始轮廓线，如图 3-9(d)所示。

在上述初始轮廓选取过程中，考虑到较好的初始轮廓线应是一条比较光滑的曲线，对应的极坐标图像中某一列轮廓点与之前一列的轮廓点在垂直坐标上

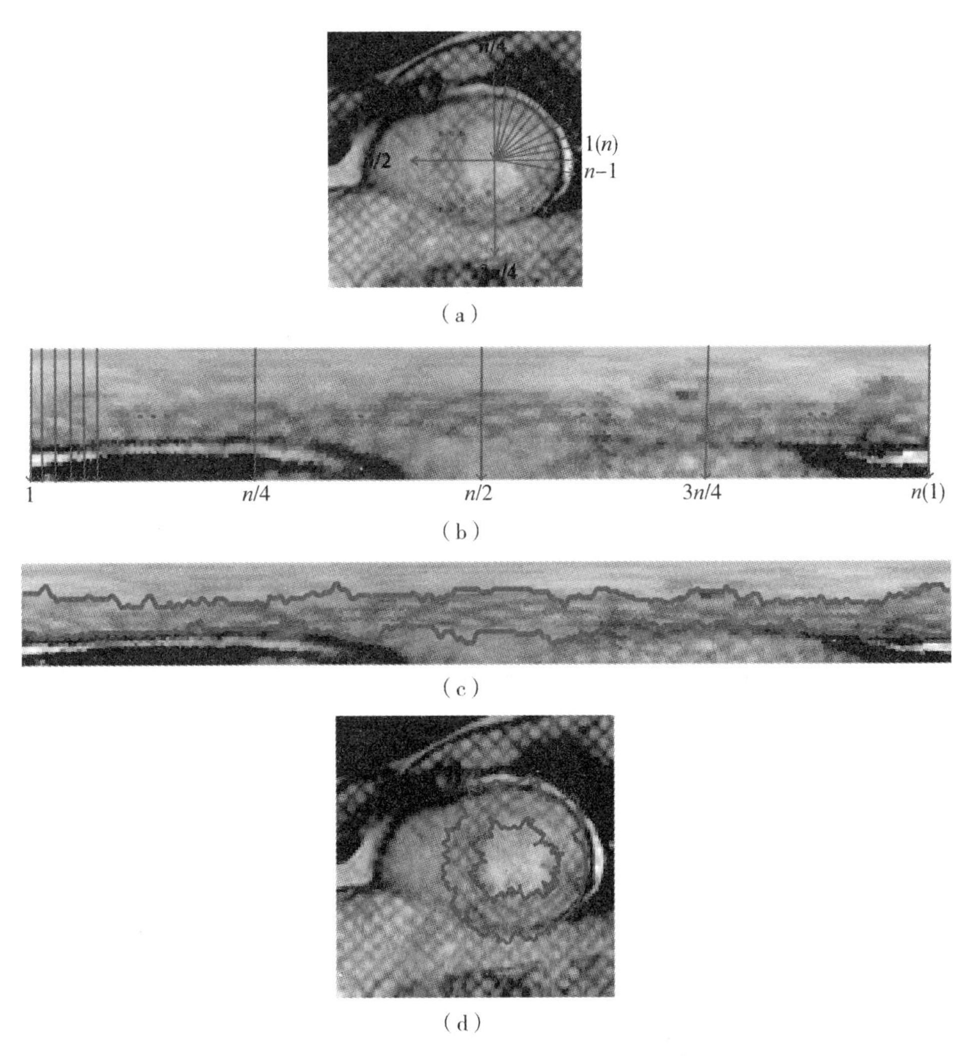

(a)

(b)

(c)

(d)

图 3-9 通过极坐标转换方式获取初始轮廓线

应相距不远，根据这个相邻列的空间连续性，步骤(3)中确定极坐标图像中每一列轮廓点的具体方法是：

(1)从原点 O 开始沿径向搜索第 1 列中垂直方向上二阶偏导数值较大的第一个点，根据图像灰度变化特点，该点对应于血池到心肌内膜的交界处，即为内膜的轮廓点，设其纵坐标为 y_1；继续沿径向搜索，然后获取该列灰度值第一次较低时的点，此时刚从心脏区域进入周边低密度的肺区域，故该点可认为是位于外膜的轮廓点，设其纵坐标为 y_2。

(2)在 $i+1$ 列纵坐标为 y_1 处的点附近局部搜索垂直方向二阶偏导数极大值对应点，设该列的内膜轮廓点纵坐标 y_1 为此点的纵坐标；然后在该列纵坐标为 y_2 处的点附近局部搜索距离最近的由高灰度值降为低灰度值的点，设 y_2 为此点的纵坐标。

(3)更新 i 值为 $i+1$；若 $i<n$，则转(2)搜索下一列的轮廓点。

在上述过程中，第 1 列轮廓点选取的位置因为空间连续性的传递，直接会影响后面所有列的轮廓点。所以，第 1 列轮廓点位置选取需要尽量准确，因此本节方法在实现中对第一列的轮廓点采用手动选取的方式，以避免较大的误差。

分析发现，在极坐标下磁标记线的干扰因射线采样有所削弱，同时乳头肌在内膜的凹陷会得到一定程度的约束。由图 3-9(d)可以看出，本节方法所获取的轮廓线位于内外膜附近，为下一步 Snake 模型的演化提供了较为可靠的初始轮廓线。

但是本节方法需要手动去标记每组数据中的第一帧图像的原点 O 与内外膜轮廓点(一般一个序列图像只需要在第一帧上手动选择相应的标记点，其余的帧采用同样位置的标记点即可)，并没有实现完全自动化，这是该方法所具有的局限性。

3.2.3 基于陷波(带阻)滤波器的心脏 tMR 图像标记线去除

在心脏 tMR 图像中，标记线信号比较稠密，对心肌分割具有较大的干扰。如果能利用某种方法将标记线信号进行去除，则有利于提高分割的效果。

如图 3-10 所示，标记线是一组周期信号，在其傅立叶频谱中会形成若干组对称的亮点。针对这一特性，可利用频域滤波在傅立叶频谱中覆盖因标记线而产生的亮点区域来实现对标记线的去除。

(1)陷波(带阻)滤波器的基本原理

陷波(带阻)滤波器是一种选择性滤波器，它可以阻止事先定义的中心频率领域内的频率。所对应的零相移滤波器是关于原点对称的，因此，一个中心位于(u_k, v_k)的陷波在其中心对称点$(-u_k, -v_k)$必须有一个对应的陷波。该滤波器可以用一对高通滤波器(心被平移到陷波滤波器中心)的乘积来构造。若存在一组以频率(u_k, v_k)和$(-u_k, -v_k)$为中心的频率对，则包括此频率对 Q 的陷波(带阻)滤波器H_{NR}的一般形式为：

$$H_{NR}(u, v)=\prod_{k=1}^{Q} H_k(u, v)\, H_{-k}(u, v) \tag{3-12}$$

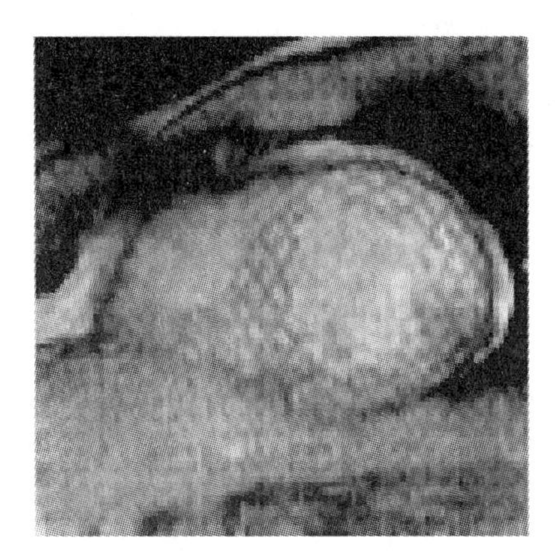
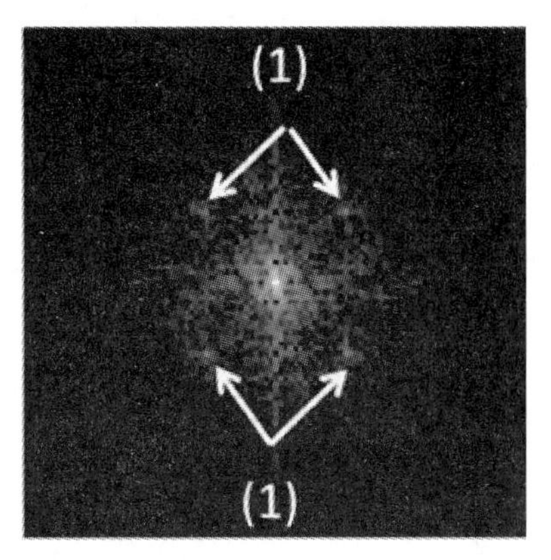

图 3-10 标记线在傅立叶频谱图中形成对称的亮点((1)形成的亮点)

在式(3-12)中，$H_k(u, v)$ 和 $H_{-k}(u, v)$ 分别是中心为 (u_k, v_k) 和 $(-u_k, -v_k)$ 的高通滤波器，这些中心是以频率矩形(频率矩形的长宽分别为 M、N)的中心 $(M/2, N/2)$ 来确定的。滤波器 H_k 与 H_{-k} 中像素 (u, v) 到其中心频率的距离分别为 $D_k(u, v)$ 和 $D_{-k}(u, v)$，可分别由式(3-13)和式(3-14)得到：

$$D_k(u, v) = [(u - M/2 - u_k)^2 + (v - N/2 - v_k)^2]^{\frac{1}{2}} \tag{3-13}$$

和

$$D_{-k}(u, v) = [(u - M/2 - u_k)^2 + (v - N/2 - v_k)^2]^{\frac{1}{2}} \tag{3-14}$$

(2)基于陷波(带阻)滤波器去除标记线

心脏 tMR 图像中两个互为正交方向的标记线，由于其信号具有显著的周期性，在傅立叶频谱上对应于多对比较明显的亮斑区域，每一对亮斑区域也呈中心对称。如图 3-11 所示，每幅图像标记线强度以及形变程度不同，导致标记线在傅立叶频谱图所反映的亮斑显著程度也不相同。本节方法中选取离频谱中心最近的两对亮斑进行陷波(带阻)滤波，因为这两对亮斑代表了大部分标记线信号的能量。构造相应半径的高斯陷波(带阻)滤波器对亮斑区域的频率进行阻止，这样就可以基本达到削弱或去除标记线信号的目的。

具体的，若将亮斑最大值对应的频率作为中心频率，可构造两对截止频率为 $D_{0k}(k = 1, 2)$ 的高斯陷波(带阻)滤波器，其定义如式(3-15)所示。

$$H_{NR}(u, v) = \prod_{k=1}^{2} [1 - e^{-D_k^2(u, v)/2D_{0k}^2}][1 - e^{-D_{-k}^2(u, v)/2D_{0k}^2}] \tag{3-15}$$

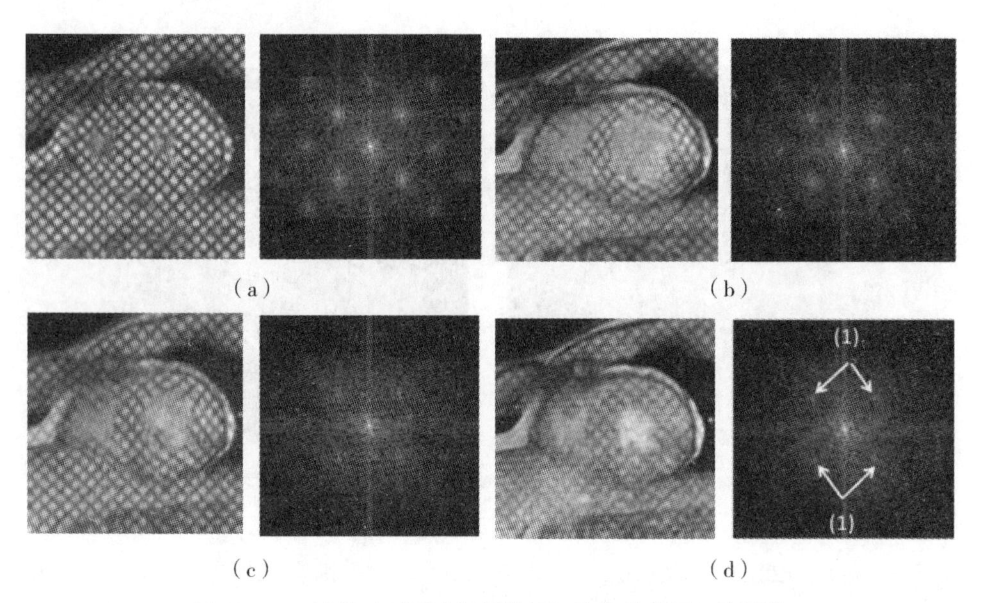

(a)　(b)

(c)　(d)

图 3-11　四帧处于不同时期的带标记的核磁共振心脏图像

注：(d)中(1)所表示的是各幅图像傅立叶频谱图中都有的两组亮点

经过上述的含有两对中心对称的高斯陷波(带阻)滤波器的处理后，频谱图像中两对亮斑区域的频率被阻止，变成了暗斑区域(如图 3-12(a)所示)，变换到空域图像后，可发现标记线得到了较好的去除，同时图像信息也在一定程度上被模糊了(如图 3-12(b)所示)。

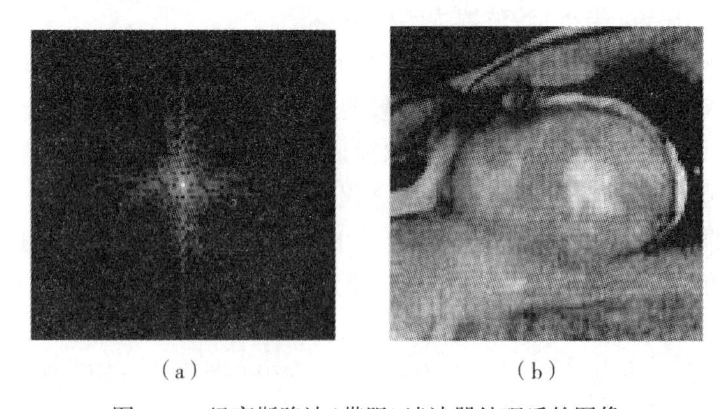

(a)　(b)

图 3-12　经高斯陷波(带阻)滤波器处理后的图像

注：(a)表示使用高斯陷波(带阻)滤波器去除标记线在傅立叶频谱图中的信息；(b)表示去除标记线后的图像。

磁标记线随着心肌的运动而产生扭曲形变，这将导致标记线的频率变得发散，在频谱中亮斑区域的能量相对不集中，因此进行高斯陷波(带阻)滤波后，并不能很好地去除标记线。如图 3-13 所示，在滤波后的图像中，(1)所示区域标记线信号形变较小，因此去除效果较好，而(2)所对应的心肌区域，标记线发生了较为明显的扭曲形变，滤波后没能很好地被去除。

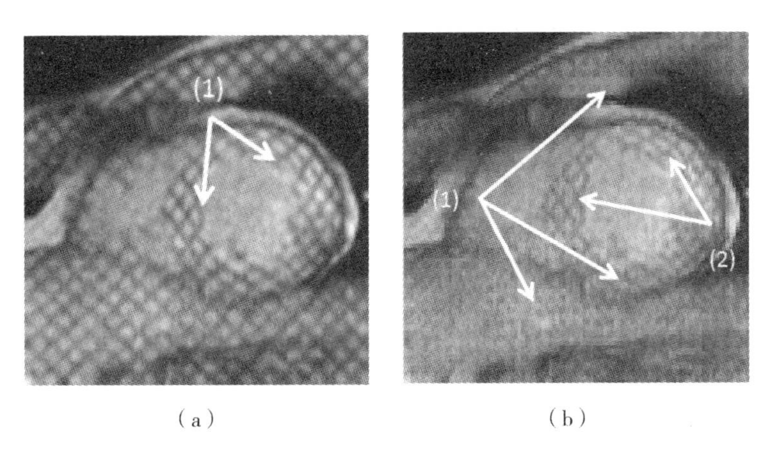

(a) (b)

图 3-13 经高斯陷波(带阻)滤波器处理前后的图像对比

注：(a)所示的原图中(1)表示变形的标记线；(b)中经过陷波(带阻)滤波处理后的图像中(1)表示去除标记线的区域；(2)表示标记线没有得到有效去除的区域。

正是由于陷波(带阻)滤波并不能完全有效地去除心脏 tMR 图像中标记线的信息，滤波后的图像所产生的 GVF 场也可能还是有些复杂边缘的梯度场。针对该情况，本节方法中又利用总变形差模型来获取低频信号为主的主要轮廓，并提取相应的 GVF 场，最后将不同的 GVF 场进行融合，以减少上述残留标记线的复杂边缘等高频信号对分割的影响。

3.2.4 基于总变形差(RTV)模型的主要轮廓提取

总变形差模型是由 Li 等人于 2014 年提出的方法，主要用来在图像中具有对称性、近对称性或非对称性的纹理的条件下提取图像中主要结构的轮廓。因为在带标记的核磁共振心脏图像中，标记线表现为规律性或近规律性，所以这种方法非常适用于提取左心室的主要轮廓。总变形差模型的定义如下：

$$\arg\min_S \sum_p (S_p - I_p)^2 + \lambda \times \left(\frac{D_x(p)}{\varphi_x(p) + \varepsilon} + \frac{D_y(p)}{\varphi_y(p) + \varepsilon}\right) \tag{3-16}$$

其中，S 表示的是提取出主结构的输出图像，I 表示的是输入图像，p 表示的是图像的像素索引。公式剩余部分的定义如下：

$$\begin{cases} D_x(p) = \sum_{q \in R(p)} g_{p,q} \times |(\partial_x S)_q| \\ D_y(p) = \sum_{q \in R(p)} g_{p,q} \times |(\partial_y S)_q| \\ \phi_x(p) = \left| \sum_{q \in R(p)} g_{p,q} \times (\partial_x S)_q \right| \\ \phi_y(p) = \left| \sum_{q \in R(p)} g_{p,q} \times (\partial_y S)_q \right| \end{cases} \tag{3-17}$$

式(3-17) 中，q 表示的是以点 p 为中心的正方形区域 $R(p)$ 内所有像素的索引，∂_x、∂_y 分别表示图像在 x、y 方向上的偏导，g 表示的是高斯内核方程，σ 为高斯函数方差：

$$g_{p,q} \propto \exp\left(-\frac{(x_p - x_q)^2 + (y_p - y_q)^2}{2\sigma^2}\right) \tag{3-18}$$

在式(3-18) 中，x_p，x_q，y_p，y_q 分别表示 x，y 对于 p，q 的偏导。

通过三个公式的共同作用，在图像的某一点 p 处，总变形差模型将对以 p 为中心的正方形区域内所有的点进行求导，并通过式(3-17) 绝对值的变换的特点，将具有对称性的点进行过滤，只剩下具有连续性而非对称性的点，完成了对于图像中主要轮廓的提取。

在本书的方法中将通过总变形差模型来提取图像中的主轮廓，如图 3-14 所示。

由图 3-14 可以看出，经过总变形差模型处理后的图像变得很模糊，但左心室区域形成了一个较为明显的整体，磁标记和乳头肌对左心室外膜的影响得到消除。从此图像产生的 edge map 也可以看出，经过总变形差模型处理后，边缘信息基本反映出内膜的轮廓。但同时也可以看到，此过程中对图像进行了高度的模糊，导致丢失了部分细节信息，内膜轮廓附近的边缘信息产生了中断，这表明，如果仅仅依靠总变形差模型处理后的图像所得到的 GVF 场，分割结果很容易产生边缘泄露。因而，还需要与从原图和经陷波(带阻)滤波处理后的图像所得到的两种 GVF 场进行融合，从而构建一个比较完善的 GVF 场，为后续的 Snake 模型的演化提供帮助。

3.2.5　左心室内外膜 HGVF 的构造

在基于 HGVF Snake 的左心室分割中，HGVF 的构造是其实现的关键。针

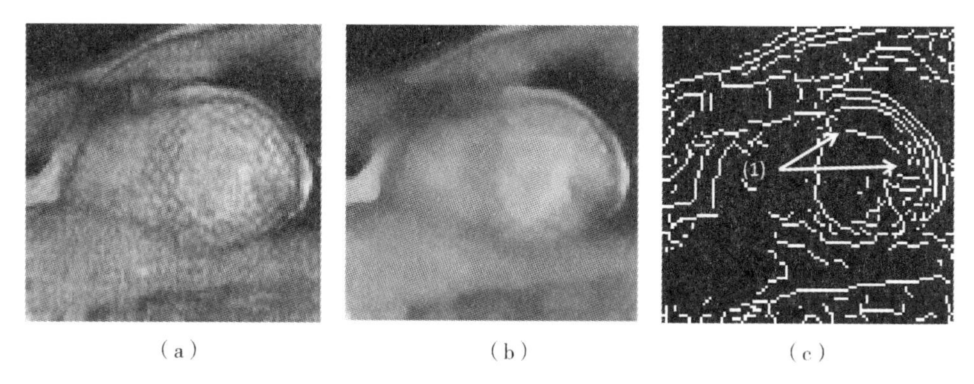

(a)　　　　(b)　　　　(c)

图 3-14　通过总变形差模型提取图像中的主轮廓

注：(a)表示原图；(b)表示经过总变形差模型处理后的图像；(c)表示经过总变形差模型处理后的图像的 edge map；(1)表示 edge map 中边缘信息产生了中断。

对心脏 tMR 图像左心室内、外膜的不同特点和面临的不同问题，本书利用不同来源图像的 GVF 场分别融合构建了 $HGVF_{endo}$ 场与 $HGVF_{epi}$ 场来实现左心室内、外膜的 HGVF Snake 分割。

(1) 内膜 $HGVF_{endo}$ 的构造

如图 3-8 所示，在心室内膜轮廓由于心室泵血的作用其形状相对不规则，同时乳头肌结构与内膜边界邻接且灰度相近，在 Snake 模型进行轮廓演化时很容易向乳头肌区域凹陷。另外，标记线信号也对内膜边缘产生较强的干扰。基于内膜的特点，$HGVF_{endo}$ 场共由以下三个不同的 GVF 场所构成：

第一个 GVF 场是从原心脏 tMR 图像所获取的，原始图像所包含的内膜轮廓是最准确的，细节信息也是最丰富的，但同时也存在标记线、相邻组织等信号的强干扰。

图 3-15(a)所示为通过原始图像获得的梯度图，在左心室内膜附近杂乱的梯度信息很多，有些是磁标记产生的，也有些是乳头肌、血池纹理等产生的，这些梯度信息并不能对内膜的分割产生积极的作用。

第二个 GVF 场是由经过陷波(带阻)滤波(NBF)处理后的图像所得，NBF 的主要作用是去除图像中所含有的标记线，这样该 GVF 场中会减少标记线的信息干扰对内膜分割的影响，但同时一些有用的图像信息会变得模糊。

在图 3-15(b)显示的经陷波(带阻)滤波器滤波后图像的梯度图中，心肌及内膜边界区域由磁标记所产生的栅格状梯度信息得到了大大的削弱，但是在内膜附近由于滤波后标记线等信息消除不彻底，且边界信息模糊，所形成的梯度线分散不连续，这依然不能直接用于构成分割内膜的 GVF 场。

第三个 GVF 场是从总变形差模型(RTV)处理后的图像所提取的，通过 RTV 模型加强心脏内膜的主要轮廓信息，但在内膜、乳头肌等不规则或弱边缘区域中的轮廓细节并不完整。

经 RTV 处理后图像的梯度图如图 3-15(c)所示，图像中的左心室内膜主要轮廓更加清晰，其附近大量的干扰细节被消除，但其主轮廓不连续，丢失了部分弱边缘，若直接由该梯度图形成 GVF 场，在 Snake 演化中在一部分边缘区域将会提高分割的精确性，但是在弱边缘区域会产生边缘泄露。

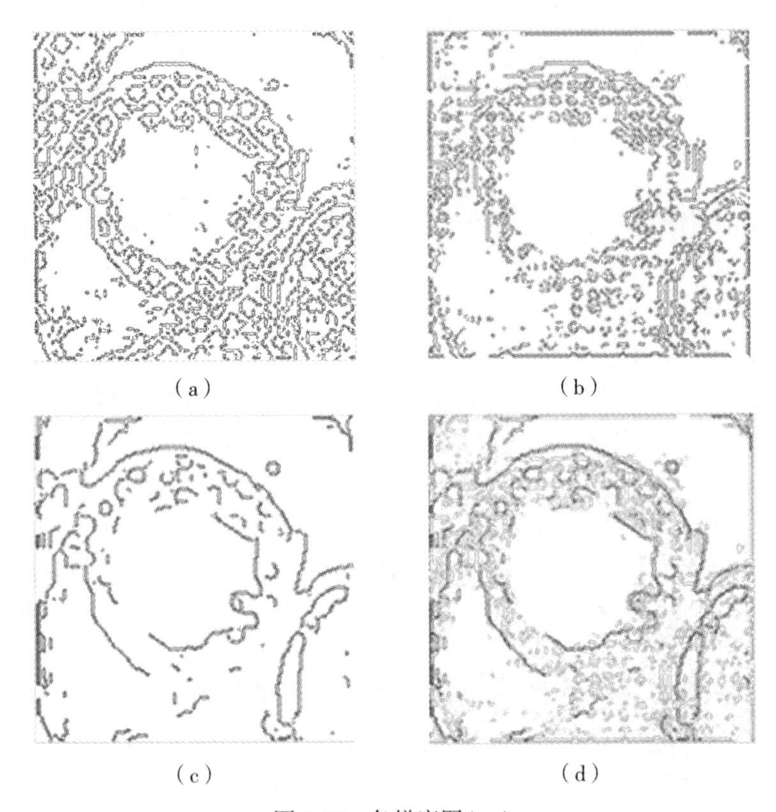

图 3-15　各梯度图(一)

注：(a)为原图的梯度图；(b)为经陷波(带阻)滤波器滤波后的图像的梯度图；(c)为总变形差模型处理后图像的梯度图；(d)为 HGVF snake 模型中的梯度图。

根据上述三种不同来源的梯度信息的优缺点，将对应的三个 GVF 场进行融合而获得$HGVF_{endo}$场，这样可以将左心室内膜的主要轮廓、轮廓细节及减弱标记线干扰后的轮廓部分相互补充，从而更好地引导 Snake 模型中的曲线演化。融合方法参见 3.2.1 节中 HGVF 的构造。

融合后的梯度图如图 3-15(d)所示，虽然在内膜边缘附近，也存在着很多梯度信息，有些边缘区域梯度较强，仍然有中断，但在其中断区域的附近会有一些相对较弱的梯度信息进行补充，最终在整个内膜边界的附近形成了一条梯度强弱变化但是相对连续的梯度线，因而整体上来看，其所构成的 HGVF 场将会在内膜边缘附近对 Snake 进行较好的演化约束。

(2)外膜分割中的 HGVF_{epi}构造

对左心室外膜进行分割，可以利用有用的先验知识，即形状类圆的特点。如图 3-16 所示，在心跳周期的不同时期，外膜一直保持较好的类圆形状。

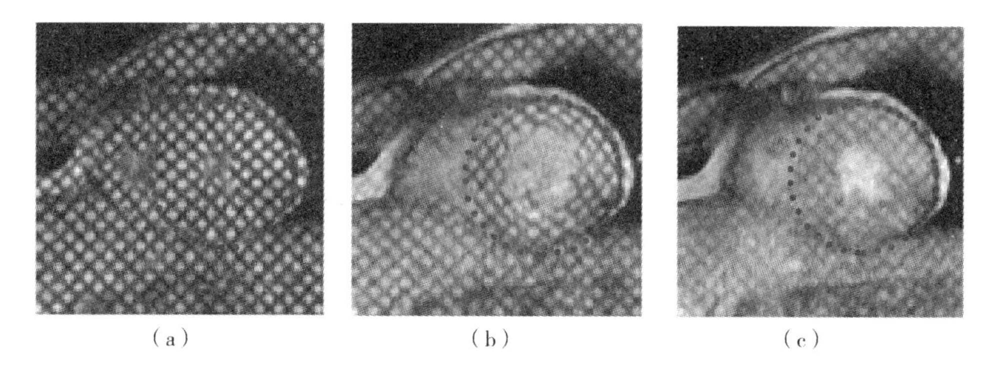

(a)　　(b)　　(c)

图 3-16　左心室外膜具有类圆形状的示例图

注：(a)为收缩期初期图像；(b)为舒张期中期图像；(c)为舒张期末期图像。

事实上，这一特点已经被一些研究者所认同，且有研究者根据这一特点提出了针对左心室分割的形状约束方法，比如朱敏等人将形状约束表示为一种能量项，并作为一种外部力添加到了 GVF Snake 模型的能量函数中改进了原有的心脏分割模型。

本节方法中采取了另一种方式将外膜类圆形状约束添加到 GVF 场中。该方法模拟了一个理想圆形的图像(如图 3-17(a)所示)，由此图像直接构建相应的外膜理想圆形梯度流场如图 3-17(b)所示，最终融合到HGVF_{epi}场中，这样可以有效地从左心室与邻近软组织间分割出外膜。

针对外膜的特点，外膜的分割过程中将由两个不同的 GVF 来构建 HGVF_{epi}场：

其中第一个 GVF 场来自经过 NBF 滤波所得到的图像，其作用仍是去除图

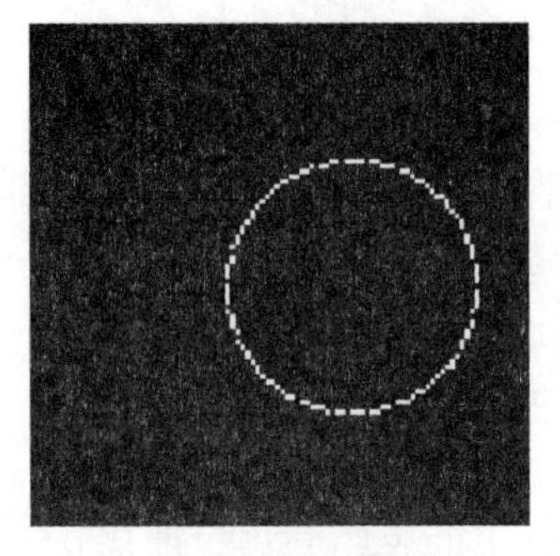

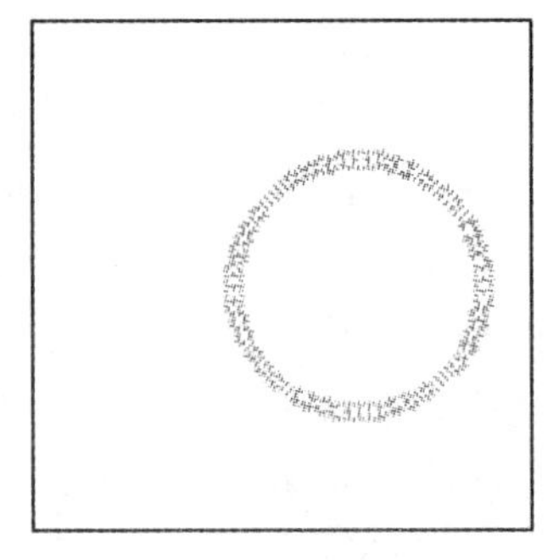

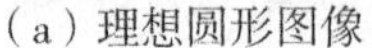

（a）理想圆形图像　　　　（b）理想圆形梯度图

图 3-17　外膜理想圆形梯度流场的构造

像中的标记线信息对分割结果的影响，具体方法参考 3. 2. 3 节。

第二个 GVF 场来自理想圆形的图像。依据外膜类圆的特点，本书构造了一个理想圆形的图像，用来进行形状约束。其中理想圆形的圆心即为左心室的中心点 O（可用 3. 2. 2 节中手动选取的左心室中心点 O），理想圆形的半径可设为中心点 O 到外膜的初始轮廓的平均距离 d 。

将上述两种不同的 GVF 场进行融合得到$\mathrm{HGVF}_{\mathrm{endo}}$场，这样可以将左心室外膜几何形状类圆的先验知识与减弱标记线干扰后的灰度梯度信息相互补充，从而更好地引导 Snake 模型中的曲线演化。融合方法参见 3. 2. 1 节中 HGVF 的构造。

图 3-18(a)显示的是原图的梯度图。图中在外膜与其他软组织相邻的区域，其组织灰度变化不明显，形成弱边缘，而标记线信息的干扰也导致杂乱的无用梯度信息，直接产生的 GVF 场会不利于 Snake 曲线在此处的演化。图 3-18(b)是通过 NBF 滤波去除标记线后的图像梯度图，杂乱无用的梯度信息大量减少，但弱边缘附近的梯度信息更少，不足以支持曲线的演化。图 3-18(c)是将 NBF 滤波后图像与理想圆形叠加后的图像梯度图，圆形轮廓梯度的加入可比较有效地加强外膜弱边缘附近的梯度力，由此可提高外膜分割的精度。

利用 3. 2. 2 节的方法选取内外膜初始轮廓，根据上述方法所构造的左心室内外膜的 HGVF 场，分别基于 Snake 模型进行内外膜轮廓的演化，所得到的部分分割结果如图 3-9 所示。图 3-19 展示了一组序列中的八帧图像的最终分割结果，总的来看，HGVF Snake 模型分割结果与手工圈画的“金标准”重合情况

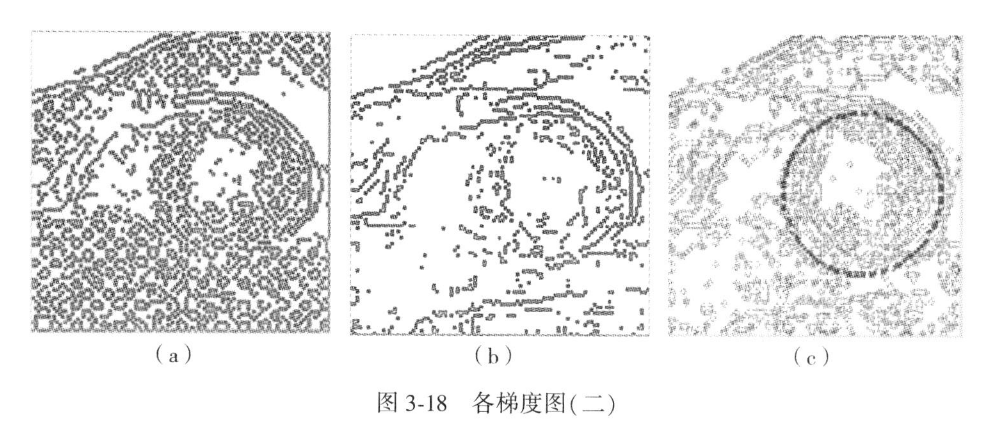

(a) (b) (c)

图 3-18 各梯度图(二)

注：(a)为原图的梯度图；(b)为经陷波(带阻)滤波处理后的图像的梯度图；(c)为 HGVF snake 模型中图像的梯度图。

较好，但其中收缩期(图 3-19(a)至(c))相对来说分割精度稍低，这是因为磁标记信息在这一时期的干扰很强后期随时间会慢慢衰减。

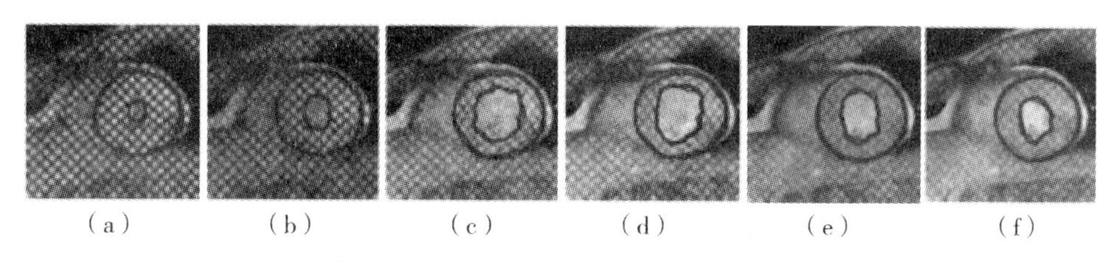

(a) (b) (c) (d) (e) (f)

图 3-19 HGVF Snake 模型的分割结果

更多的分割结果及相关分析请见 3.5 节。

3.3 基于课程学习策略的 U-Net 左心室分割方法

在 3.2 节中的 Snake 分割方法是经典的传统分割方法之一，虽然可以获得较好的分割结果，但是在分割过程中需要手动确定左心室的几何重心及内外膜半径，若完全采用自动分割，其分割精度将会大大降低。

随着分割模型的不断涌现，基于深度学习的分割方法目前最受研究者的青睐。其中 FCN、DeepLab、SegNet 及 U-Net 等深度学习模型都被可用于图像分割，当分割模型训练好后，可实现图像端对端的自动分割。而 U-Net 模型不同于其他分割模型，其解码器采用了反卷积滤波器进行上采样，并通过跳层连接机制增加了对应编码器的特征，充分融合图像底层信息与高层信息，这使其分割结果更准确，因此更适用于对分割精度要求更高的医学图像的分割。

本节采用经典的U-Net模型对左心室进行分割，同时在U-Net模型的训练过程中引入课程学习策略优化其学习过程。

3.3.1　U-Net网络结构

U-Net网络是一个经典全卷积神经网络(convolutional neural network, CNN)(卷积神经网络的理论基础详见附件)，如图3-20所示，该网络由一条向下采样的收缩路径和一条对称向上采样的扩张路径组成，因形状类似字母“U”而得名。

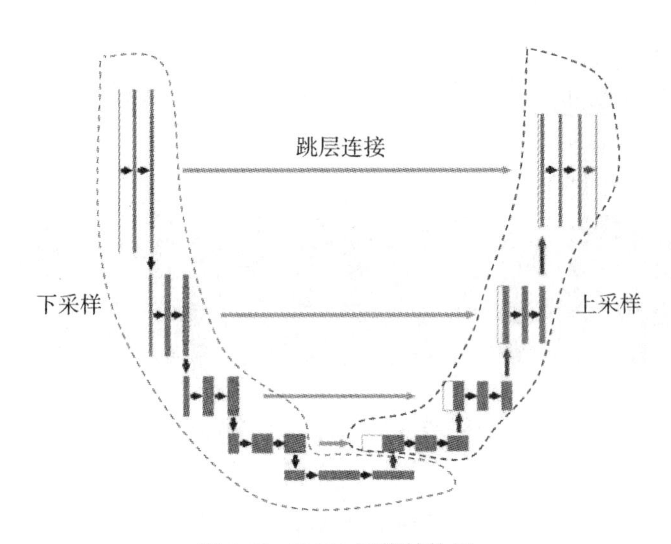

图3-20　U-Net网络结构图

U-Net网络的基本构成主要包括三部分：下采样、上采样和跳层连接(skip-connection)。

(1)下采样部分，即收缩路径，是经典的卷积神经网络结构。主要是通过一系列卷积操作提取相应的图像特征，并经过ReLU激活函数变换后交替跟随池化操作(这里采用最大池化)通过下采样降低特征图分辨率。在收缩路径的末端，越来越多的图像高层特征被显现出来，这些高层特征能够提供分割目标在整个图像中的上下文语义信息。

(2)上采样部分，即扩张路径，主要是通过将下采样部分所提取的低分辨率特征图，以减少通道数的方式实现持续上采样，将其逐步恢复至高分辨率的特征图，最终以与原图同样大小的尺寸输出分割结果。上采样的过程不仅恢复了特征图尺寸，同时也使得图像信息更加精细。

(3)跳层连接，这是 U-Net 网络的重要结构，它将收缩路径的特征图与对应尺度的上采样层(UpSampling)沿通道进行拼接，形成更厚的特征图。同时，不同阶段的上采样层与对应的下采样层拼接，也让不同尺度的特征得到融合。因此，通过跳层连接(concatenate)可将图像底层的细节信息逐步并入上采样层，以不断恢复在下采样过程中造成的信息损失，这样能为分割提供更精细的细节特征，故使得 U-Net 可以满足医学图像分割中的高精度要求。

在激活函数 Sigmoid 的作用下，将每一个像素点的特征值映射到相应的类别概率，通过实现像素级别的分类来完成图像分割的任务。

本节构造了相应的 U-Net 网络来对左心室内外膜进行端到端的分割，如图 3-21 所示。整个网络的输入为单通道待分割的心脏 tMR 图像(ROI 区域)，输出为同尺寸大小的左心室内外膜的分割结果二值图(白色区域即为分割出来的左心室心肌区域)。

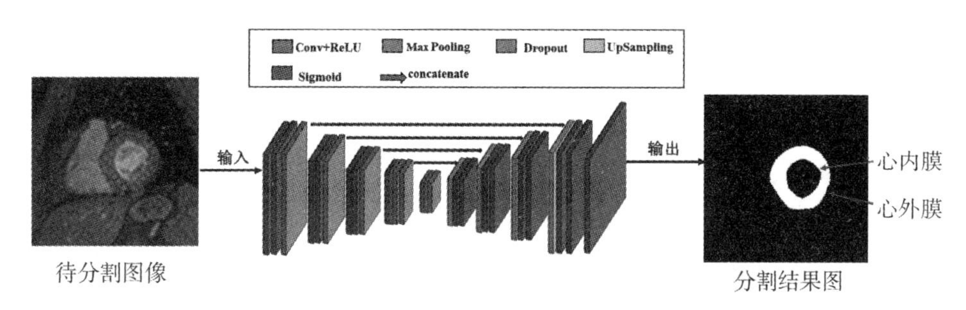

图 3-21　U-Net 分割左心室内外膜的整体框图

所构造的 U-Net 网络包括 23 个卷积层，具体描述如下：

在收缩路径中，对当前特征图进行两次连续的卷积操作(卷积核的大小均为 3×3，滑动步长为 1，使用边界填充的方式保证卷积操作前后图像大小不变)，形成两层卷积层，每个卷积操作后紧跟一个 ReLU 激活函数作为卷积层的最后输出。在两层卷积层之后，紧跟一个池化层(窗口大小为 2×2，步长为 2 最大池化操作)进行下采样，使特征图尺寸变为原来的一半。为了描述方便，收缩路径中把两层卷积层与紧随其后的一层池化层总称为一组。模型中，第一组每层卷积核通道数为 64，下一组的卷积核数为上一组的 2 倍。在第四组和第五组卷积层后，加入一层 Dropout 层，通过设置部分比例的神经元在某一轮训练中，来减小过拟合的影响。

在扩张路径中，每一组网络结构依次由一层上采样层与紧随的两层卷积层组成，其中上采样操作中窗口大小为 2×2，采用插值将特征图的尺寸扩大为原来的 2 倍，然后通过跨层连接沿通道进行拼接，拼接后可融合收缩路径中不同尺度的细节特征，使特征图中的特征更加丰富。随后再对拼接后的特征图进行两次连续的卷积操作(包含 ReLU 函数激活)，提取新的特征图。扩张路径中第一组卷积核的个数为 512，下一组卷积核的个数在上一组上减半。扩张路径中一共经过 4 次上采样后，可将收缩路径末传递来的特征图大小恢复至与输入图像一致。

最后将扩张路径末的特征图通过 Sigmoid 激活函数激活，将每一个像素点映射到属于左心室心肌像素类别的概率，并根据概率的大小确定每个像素是否属于左心室的心肌像素点，最终输出与输出图像同样尺寸的分割结果。

3.3.2　课程学习训练策略

为了提高 U-Net 网络对左心室 tMR 图像的分割精度，在训练该网络时依据心脏 tMR 图像的特点引入课程学习策略，将训练数据按照分割的难易程度划分成不同的组别，模仿人类学习由易到难、循序渐进的过程，来规划左心室分割的训练课程，从而增强 U-Net 模型的泛化能力，最终提高分割精度。

具体如图 3-22 所示，首先对心脏 tMR 的训练数据按照一定的规则评估其左心室分割的复杂程度，将其划分成易分割与难分割两组。在训练开始后的第一阶段，用易分割组的训练数据集对分割模型进行训练，至基本收敛时该模型学习到了左心室像素级分类的一般化特征；当模型进入训练的第二阶段，将难分割组数据并入训练集，这样不仅扩充了训练数据的总量，又增加了数据集在分割特征上的多样性，此时再将前一阶段训练好的分割模型在扩充后的数据集上进行进一步训练，可让分割模型循序渐进地学习到一些具有特殊性的特征，使其针对一些模糊、干扰强或者弱边界附近的像素点仍能进行正确的分类。

上述过程中课程学习策略的关键是如何对训练数据进行合理的分组编排，这好比人类学习中对不同课程的合理编排一样，其对学习效果具有较为显著的影响。在本节的课程学习策略中，具体是综合下列几点来对训练数据进行难易度分组的：

(1)根据左心室内外膜边界的清晰程度及规则程度来分组。将左心室内外

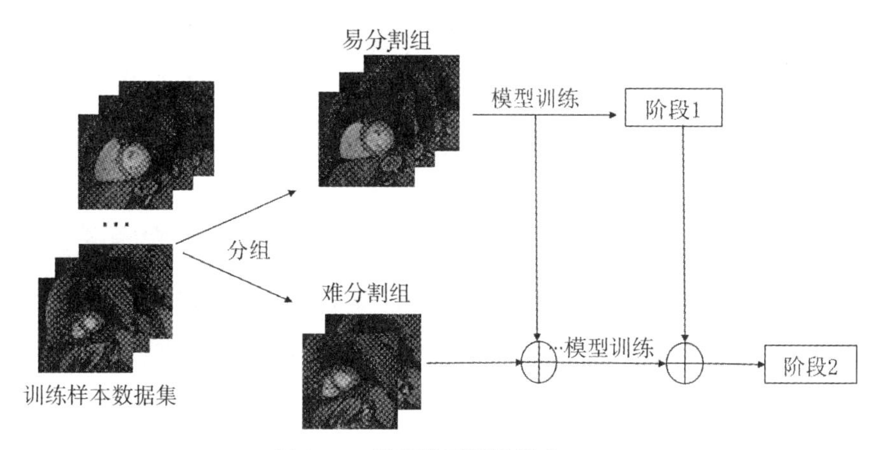

图 3-22　课程学习训练策略

膜边界清晰的、类圆度较高的图像划分为易分割组；将内外膜边界不明显的、具有部分弱边缘或乳头肌影响较大导致不规则边界形状的图像划分为难分割组。

(2)根据切片的左心室区域面积来分组，通常待分割目标面积越小分割越困难。根据心跳周期心肌形变的规律，心脏收缩末期左心室血池截面积收缩至较小面积，这将会导致其分割比较困难，故将此类心脏 tMR 图像划分为难分割组，而对应的舒张期心脏 tMR 图像通常分至易分割组；同时考虑心脏空间结构，通常在心脏短轴截面中位于心尖以及心基切片的部分，心脏截面所占面积较小，此时准确地分割左心室区域会更难，故通常将此类图像也划分为难分割组；相对的，靠心脏短轴中部的 tMR 图像的心脏中间层切片，心脏截面面积较大，边界也相对清晰更易于分割，故通常将这部分图像划分为对应的易分割组。

(3)根据磁标记线信号对左心室边缘的干扰程度来分组。在同一个心脏 tMR 序列中，起始的几帧图像由于标记线刚附着，其信号强度最大，覆盖的区域也最广，对左心室的分割干扰较大，这增大了分割的难度，故将此部分图片划分为难分割组；随着时间的推移，磁标记线信号在心跳周期后期会逐渐发生衰减，对分割的干扰也会减弱，故通常将心脏序列后期的帧划分为易分割组。

部分心脏 tMR 图像难易分组的结果如图 3-23 所示。

在将课程学习策略用于分割模型的训练中时，除了对训练集进行由易到难的课程规划，其学习率也是分段变化的。在训练的第一阶段，当使用易分割组

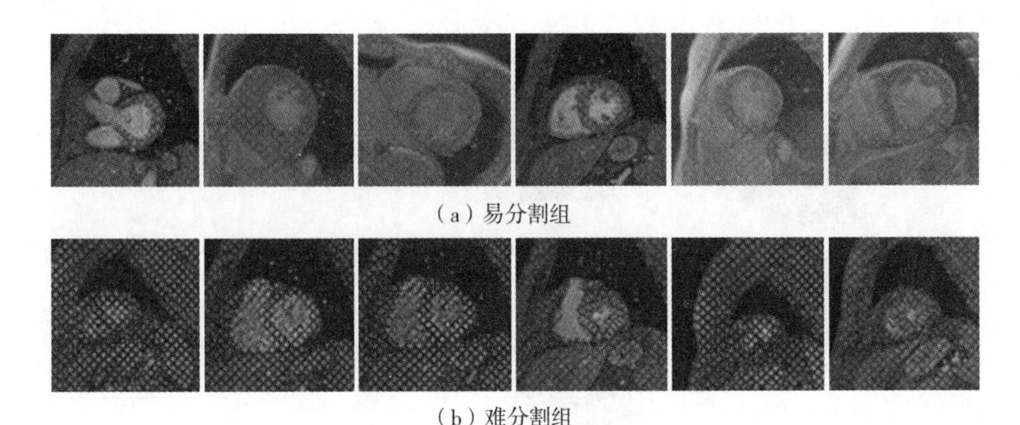

（a）易分割组

（b）难分割组

图 3-23　心脏 tMR 图像难易分组

数据进行训练时，常设置较大的学习率，这会使得模型快速地从简单样本中学习到用于左心室分割的普遍性特征。当模型达到收敛之后，再利用难易混合的训练集展开第二阶段的训练时，学习率应适当减小，这可以让分割模型在已习得一般性特征的基础上，进一步优化模型参数，从更复杂的数据中挖掘到待分割图像的更多细节信息，在分割较难的心脏图像中，仍能比较精确地实现左心室的分割。

上述方法的分割结果与分析详见 3.5 节。

3.4　基于互补标记的分割-对抗网络左心室分割方法

虽然基于课程学习策略的使用，提高了 U-Net 模型(见 3.3 节)对左心室分割的精度，但课程学习策略中对心脏 tMR 图像进行分割难易程度的分组，依赖于先验知识或人工经验，不仅增加了训练模型的工作量，同时人的主观认知和经验会导致不同分组方式形成不同的训练课程，这也会使得模型的训练受到较大的影响。

针对上述问题，为了提高分割过程的自动化程度，减少主观差异对分割结果造成的影响，本节方法中采用分割-对抗网络模型，通过生成器不断学习分割特征生成分割结果，同时利用判别器对生成的分割结果进行鉴别，在两者的迭代竞争训练中不断增强这两个网络的能力，使分割生成网络生成的分割结果越来越接近分割“金标准”，同时使得判别网络对区分生成的分割结果与分割

“金标准”的鉴别能力越来越强。当生成网络学习到足够的分割特征，所生成的分割结果连具有较强鉴别能力的判别网络也无法有效鉴别其与分割“金标准”的差别时，即达到“真假难辨”的程度。此时，所输出的生成图像与分割“金标准”最接近，从而实现高精度分割。同时，整个分割过程是在生成网络与判别网络的全自动交替训练中完成的，大大降低了人力的耗费。

为了进一步提高左心室自动分割的精度，本节在构建分割-对抗网络的过程中采用了双通道互补分割标记的特征图，使分割生成网络不仅能够学习到左心室心肌区域内部的分割特征，也从左心室外部区域中提取了对分割边界有用的特征信息。

3.4.1 分割-对抗网络模型

分割-对抗网络类似于生成-对抗网络的模型，整个系统由一个分割生成器 G 和一个判别器 D 构成，如图 3-24 所示。其中，分割生成器 G 是一个分割网络，其目标是通过训练捕捉左心室分割“金标准”数据样本的潜在分布，并根据输入的待分割图像 x，生成类似的左心室分割结果图 $G(x)$。判别器 D 是一个二分类模型，其目的是尽量判别输入是来自分割“金标准”数据 y，还是新生成的分割结果数据 $G(x)$。

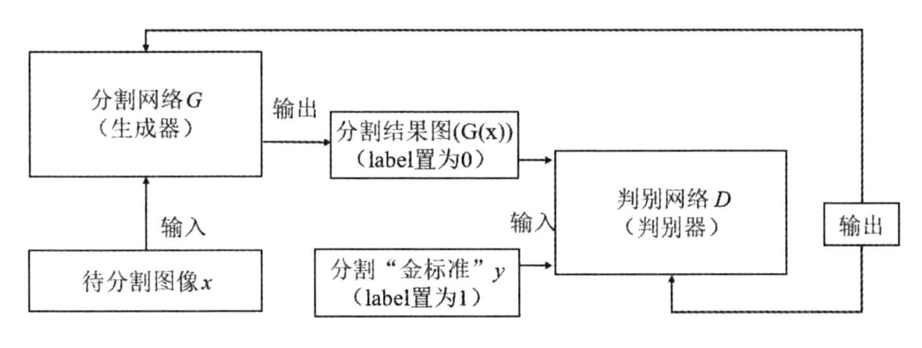

图 3-24 分割-对抗网络结构

分割-对抗网络的训练是基于博弈论场景的，两者交替进行博弈对抗训练：在训练过程中，分割生成器 G 和判别器 D 都在不断提高自己的能力，分割生成器 G 尽量生成难以判断来源的分割结果数据，而判别器 D 对“真”“假”样本要有更强的区分能力，这两个互相对抗的网络不断交替训练，直到判别器 D

再也无法判断样本来源时，可以认为分割生成器 G 已经学习到了分割“金标准”数据的样本分布，训练过程结束。

上述对抗训练过程中，首先考虑已有分割生成器 G 的情况(可认为此时 G 已经被训练好了)，在判别器 D 中，当输入图像数据为分割“金标准” y，则判别器 D 判定为“真”的分割结果的分类概率 $D(y)$ 要越接近 1 越好；反之，当输入图像数据为分割生成器 G 所产生时，则判别器 D 判定为“假”的分割结果的分类概率 $D(G(x))$，要尽可能接近 0。故判别器 D 的目标函数为最小化交叉损失，如式(3-19)所示。

$$J^D = \max_D(\log D(y) + \log(1 - D(G(x)))) \tag{3-19}$$

对于分割生成网络 G，生成的分割结果经过尽量趋近于分割“金标准”，使判别器 D 难以判断，也就是 $D(G(x))$ 要尽可能接近 1，由此可定义损失函数为

$$J^G = \min_D \log(1 - D(G(x))) \tag{3-20}$$

综合考虑，对于整个分割 - 对抗网络，其训练过程就是判别器 D 和分割生成器 G 在上述损失函数的作用下的零和博弈，故其训练过程可表达为一个极小 - 极大的优化问题，其损失函数可以完整地表示为

$$\min_G \max_D(\log D(y) + \log(1 - D(G(x)))) \tag{3-21}$$

具体的，在判别器 D 和分割生成器 G 交替进行的博弈对抗训练中，当训练判别网络 D 时，需要固定分割网络 G 的参数，仅单独训练 D。此时，由于分割“金标准” y 是真实的分割结果，所以 $D(y)$ 越大(越接近 1)，则说明 D 判别“真”图的能力越强；而 $G(x)$ 是由分割网络 G 所生成，对 D 而言可看作“假”图，所以 $1 - D(G(x))$ 越大($D(G(x))$ 越接近 0)表示越能准确判别“假”图；故有 $\max_D(\log D(y) + \log(1 - D(G(x))))$。当训练分割网络时，固定 D 的参数，仅训练 G。此时，G 的目的在于使生成的分割图像更接近分割“金标准”来混淆 D 的鉴别能力，即使得 $D(G(x))$ 更接近 1，也就是 $1 - D(G(x))$ 更接近 0，由于此时无 $D(y)$ 这一项，因此对应整个式子取极小 $\min_G$。

但在实际训练过程中，仅靠判别网络 D 的反向传播来推动分割网络 G 的参数更新是不够的。这是因为分割网络 G 最终要实现的是像素级别的分类，而 D 的反向传播主要依据的是图像样本级的分类损失，不能有效指导分割网络 G 学习分割“金标准”的像素级特征，此外反向传播网络更新速度也较慢。因此本节方法中还引入了生成的分割结果与分割“金标准”之间的交叉熵损失 J^P，其中设训练集总样本量为 n，$G(x_i)$ 与 y_i 分别为第 i 个样本的分割结果及分割“金

标准”。

$$J^{P}=-\frac{1}{n}\sum_{i=1}^{n}y_{i}\log(G(x_{i}))+(1-y_{i})\log(1-G(x_{i})) \tag{3-22}$$

因此，在训练分割网络 G 时，G 的损失函数综合考虑了判别器 D 的鉴别反馈，生成分割结果与分割“金标准”之间的交叉熵损失，以共同调节促进分割网络 G 的快速学习，其计算公式如式(3-23)所示。

$$J^{\mathrm{G\_total}}=J^{P}+\gamma J^{G} \tag{3-23}$$

其中，γ 为权重系数，在本节实验中取值0.5。

3.4.2　双通道互补标记

由于分割-对抗网络中的生成器生成的分割结果及分割“金标准”图像为二值图像，其图像特征过于简单，梯度变化不够丰富，这将导致不利于判别网络对两种图像的鉴别区分，同时也会导致判别网络反馈调节分割网络参数的作用力受限。

因此，为了加强判别网络的鉴别能力及反馈作用能力，本节提出了一种新的解决方法，从两个方面丰富了判别网络输入的图像特征：(1)将纹理细节丰富的原图与生成的分割结果图或对应的分割“金标准”进行乘性叠加，这样可使得判别器在左心室心肌区域获得更多的图像梯度特征，有利于增强其鉴别能力；(2)利用生成的分割结果及分割“金标准”的补图(二值图像逐像素取反)与原图进行类似的乘性叠加，从周围邻接组织等背景区域的角度去增强图像信息，更加丰富了左心室边界区域的图像特征。

将上述两个乘性叠加的图像构建两个组合通道，形成双通道互补标记图，如图3-25所示。该标记图不仅结合了待分割原图的灰度信息，使得图像梯度特征更加丰富，同时从左心室分割的前景及背景区域增加了左心室心肌边界附近的图像信息，进一步丰富了标记图中的边界图像特征。将所形成的双通道互补标记图输入判别器中，可以增强判别器的鉴别能力，从而推进分割生成器分割精度的提高。

3.4.3　基于互补标记的分割-对抗网络结构

本节构建的基于互补标记的分割-对抗网络的整体结构如图3-26所示，其中采用经典的U-Net网络(如3.3.1节所述)完成待分割图像的分割并生成分割结果，将其形成互补标记图后随机与分割“金标准”的互补标记图输入判别网

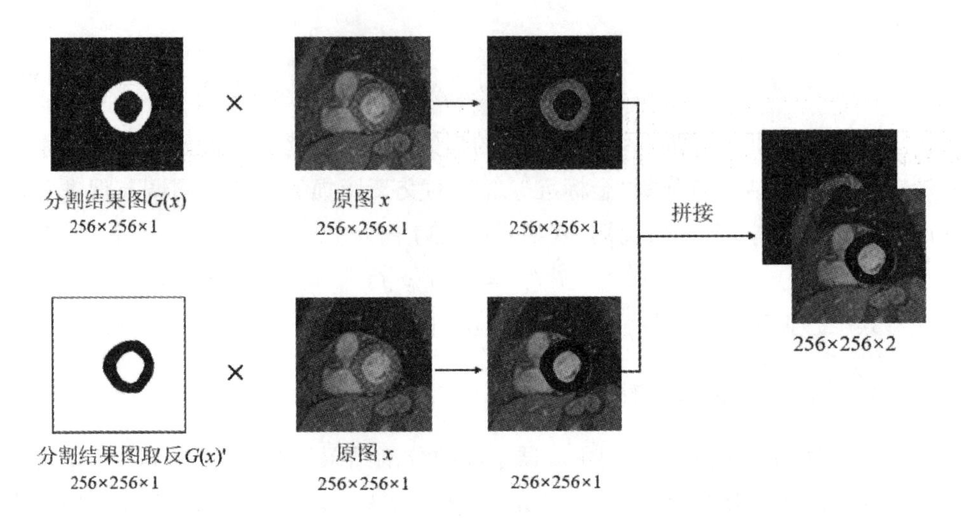

图 3-25　判别网络输入-双通道互补标记图

络中进行“真”“假”分割结果的鉴别。判别网络的鉴别反馈是进一步训练分割网络的重要参照(如 3. 4. 1 节所述)。

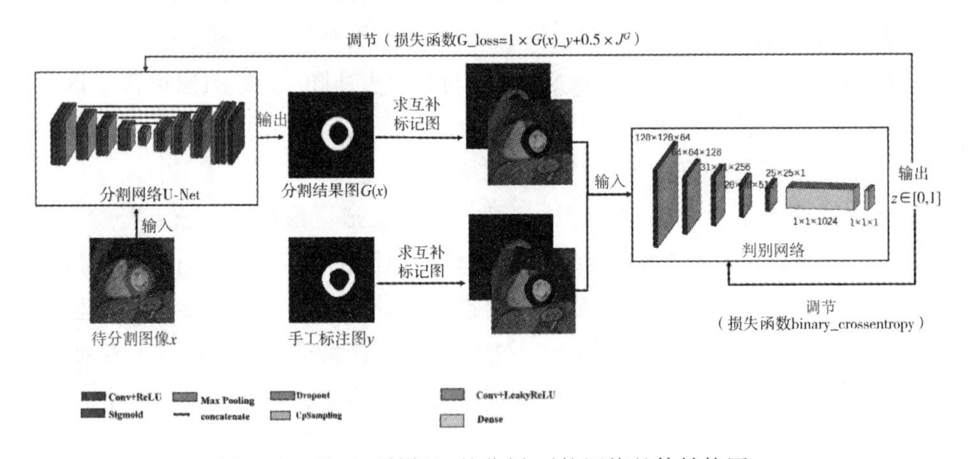

图 3-26　基于互补标记的分割-对抗网络整体结构图

下面重点介绍判别器网络结构的设计：整个判别器网络结构可视为一个 7 层全连接网络，用于实现生成的分割结果与分割“金标准”图像的二分类。其中前五层是卷积层，最后两层是全连接层，为了优化网络性能还增加了组归一化层，其具体结构如下。

(1) 卷积层

其中，前四层卷积核的大小均为 4×4，且每层通道数以 2 倍递增(依次为 64、128、256、512，padding="same" 填充)，每个卷积操作后紧随 LeakyReLU 激活函数。① 同时，其中的前三层是步长为 2 的卷积操作，这样可替代传统的池化层减少特征稀疏的情况。第五层将卷积核的个数以及步长均设置为 1。

(2) 全连接层

卷积之后再将展平的特征向量接入两个全连接层。第一个全连接层节点数为 1024，激活函数设为 ReLU 函数。最后一层全连接层只有一个节点，通过 Sigmoid 函数激活输出判别为"真""假"分割结果的概率，其值在区间[0, 1]，概率值越接近 1，表示判别器认为输入是分割"金标准"的可能性越大；反之越接近 0，则说明判别器判定输入图像是分割网络生成的可能性越大。

(3) 组归一化层

在深度学习中，通过归一化可将不同量纲的特征维及不同批次的训练数据归一到相同的数据分布范围，这样会使得训练过程中不同量纲的特征维所起到的作用相对平衡，同时也使得网络在不同批次的训练数据对的训练过程相对稳定，也就是让参数优化空间变得平滑，使其更容易收敛，在一定程度上防止过拟合。常见的归一化方式有批归一化(batch normalization，BN)、组归一化(group normalization，GN)、层归一化以及实例归一化等，其中使用最为广泛的便是批归一化，即 BN 操作。

为了保证网络中间层的数据分布的一致性，在某些网络的中间层加上 BN 操作形成 BN 层，可完成不均衡数据的归一化处理，使其落在均值为 0，方差为 1 的分布上，提高下一层输入数据分布的稳定性。但是 BN 结果受输入数据批次大小(BatchSize)的影响较大：通常 BatchSize 较大时效果较好，但当 BatchSize 减小时，会增加模型的错误率。

在计算机视觉任务中，通常 BatchSize 由于过大的内存消耗无法设置得太大，因此 BN 无法在本节的分割任务中取得很好的效果。本节模型中采用另一种归一化方法即组归一化来解决上述问题。GN 与 BN 的操作原理基本相同，但 GN 是在通道方向将数据分组并进行归一化的，因此 GN 不受 BatchSize 大小

---

① LeakyReLU 是 ReLU 激活函数的变体，在输入负值部分对应的斜率非零(本节实验中将该斜率设为 0.2)。LeakyReLU 函数解决了 ReLU 函数进入负区间后，神经元不学习的问题。

的影响。因此，本节在所构造的网络结构中引入了 GN 操作，即在分割网络下采样部分，每两个卷积操作后加入一个 GN 层，将数据分布归一到均值为 0，方差为 1 后，再接入激活函数(其组别大小设定为 32)，这样可加速网络收敛，提高网络泛化能力。

3.4.4　基于互补标记的分割-对抗网络的训练

分割网络与判别网络是交替训练的，当训练判别网络时，分割网络的参数固定，训练聚焦在使判别网络鉴别“真”“假”分割结果的能力增强；当训练分割网络时，判别网络的参数不变，训练的目的在于提高分割网络分割结果的精确性。两个网络在不停地交替训练中对抗竞争，网络性能均越来越优，直到判别网络已无法对所输入的分割结果的真伪进行判别时训练结束。此时，分割网络的输出结果已非常接近分割“金标准”。

在训练过程中，还发现若初始时判别器学习得较快，会在一定程度上抑制分割网络的学习。因为判别网络如果很快能鉴别出分割网络的输出为“假”，则会形成较大的损失值，反向传播到分割网络会使其以较大的梯度下降，容易产生梯度消失。此外，由于受硬件条件限制 BatchSize 无法设置太大，这会影响两个网络的学习效率。因此，在本节实验中以迭代次数(epoch)来控制训练的交替进程。同时为了让分割网络学习得更快，而让鉴别网络的鉴别能力增长慢一点，训练中以分割网络训练两次，判别网络训练一次的频率进行交替，并且赋予两者不同的学习率，在对抗训练中达到两者平衡或达到指定的训练轮数终止。

在训练过程中，对于判别网络，损失函数是二分类交叉熵损失(如式(3-22)所示)，优化过程采用随机梯度下降 SGD 算法，学习率设置为 lr = 1e−3，动量 momentum = 0.9，学习率衰减 decay = 1e−5。分割网络训练的损失函数是式(3-23)，优化器为 RMSprop，学习率 lr = 1e−4，epsilon = 1e−8。

3.5　左心室分割结果与分析

在 3.2 至 3.4 节左心室分割实验中，采用统一的分割评价指标，即分割模型的分割结果与分割“金标准”之间的 Overlap(如式(1-1)所示)，Dice 系数(如式(1-2)所示)和边界轮廓的平均绝对距离 MAD(如式(1-3)所示)。

图 3-27 为各分割方法分割结果与分割“金标准”对比图，深灰线是模型分割的轮廓，黑线是分割“金标准”边界。其中分割方法包括 3.2 节的 HGVF

Snake 模型、3.3 节的基于课程学习策略的 U-Net 分割方法(为了进行对比分析，还给出了经典 U-Net 模型的分割结果)及 3.4 节中使用组归一化的基于互补标记的分割-对抗网络模型，记作 ComLab_SAN(GN)(为了进行对比分析，还给出了未加双标记的分割-对抗网络 SAN、仅增加双通道互补标记的分割-对抗网络 ComLab_SAN 的分割结果)。

图 3-27 显示，大多数分割轮廓与“金标准”的轮廓是比较吻合的，但部分结果出现外膜略微向外扩张的情况，同时内膜边界有更多的曲折凹陷，不是十分平滑，比如(a)HGVF Snake、(b)U-Net、(d)SAN 的分割结果。(c)U-Net_CL 和(f)ComLab_SAN(GN)的分割边界与“金标准”更加贴合。

为了进一步评估分割方法的有效性，实验中在同一测试集上给出了相应的评价指标，如表 3-1 所示。

表 3-1 **各分割方法量化评价指标表**

评价指标 方法	Overlap			Dice			MAD(pixel)	
	心内膜	心外膜	心肌壁	心内膜	心外膜	心肌壁	心内膜	心外膜
HGVF Snake	80.17%	92.11%	81.92%	88.09%	95.88%	89.97%	2.37	1.84
U-Net	81.69%	92.89%	85.37%	88.79%	96.27%	91.99%	2.02	1.46
U-Net_CL	85.57%	94.07%	88.27%	91.77%	96.92%	93.71%	1.66	1.25
SAN	83.66%	93.84%	86.21%	90.54%	96.75%	92.46%	1.76	1.43
ComLab_SAN	84.79%	94.11%	87.38%	91.20%	96.94%	93.20%	1.58	1.31
ComLab_SAN(GN)	87.38%	94.89%	88.62%	92.86%	97.36%	93.90%	1.22	1.21

根据表 3-1 分析可知，深度学习的方法比传统的 Snake 方法的分割结果更准确，下面详细分析各深度学习方法改进的效果：

(1)SAN 比经典 U-Net 模型的分割结果，无论在内膜还是外膜的分割上都有所提升，表明判别模型的引入对于 U-Net 的学习能起到促进作用，在不断的判断反馈中使分割网络不断地优化。

(2)ComLab_SAN 结果比仅输入单通道分割结果图或单通道分割“金标准”的结果有进一步提升。虽然在心内膜的分割上比引入课程学习策略的 U-Net_CL 效果略差，但两者的差距已经比较小了。

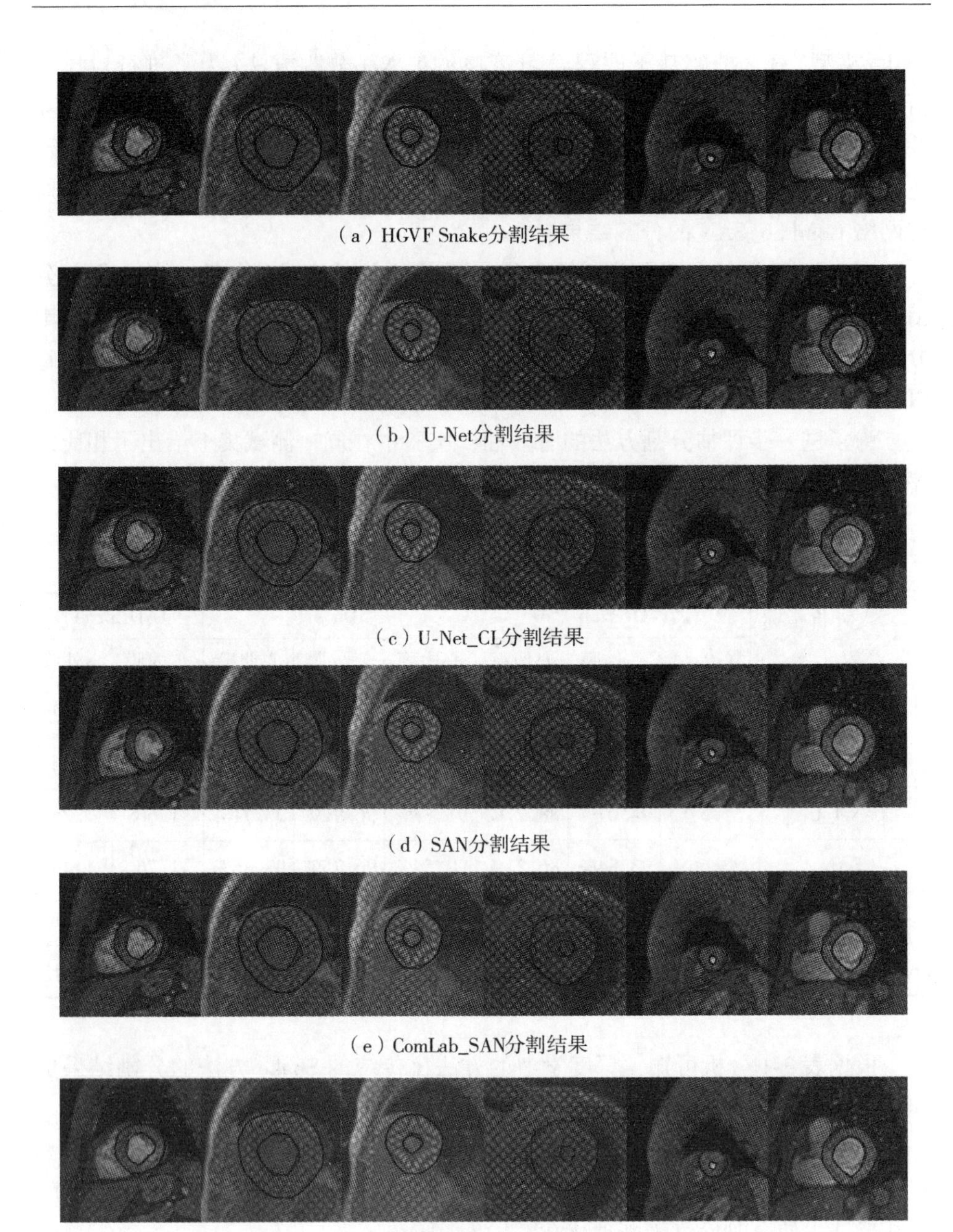

（a）HGVF Snake分割结果

（b）U-Net分割结果

（c）U-Net_CL分割结果

（d）SAN分割结果

（e）ComLab_SAN分割结果

（f）ComLab_SAN(GN)分割结果

图 3-27　各分割方法分割结果与分割“金标准”对比图

（深灰线是模型分割的轮廓，黑线是分割“金标准”边界）

(3)双通道互补标记的引入，使得分割网络能够学习的特征更加丰富，同时也能进一步提高判别网络的鉴别能力，从而在对抗训练中使分割网络的生成结果不断地向分割“金标准”靠近。

(4)心外膜的分割结果中，各方法的差异不是很明显且都取得了较好的分割效果。分割难点主要体现在内膜的分割上，这与内膜面积小、内膜边界不规则、标记线干扰相对更强等因素有关。虽然 ComLab_SAN(GN)在上述方法中取得了最好的内膜分割结果，但是还有很大的改进空间，比如从实验中发现所得的部分边缘不平滑呈锯齿状，分析其可能的原因是在网络结构中并未充分考虑相邻像素的空间连续性，这可以通过形态学后处理来进行优化。

(5)实验结果表明，ComLab_SAN(GN)在所有方法中具有最优的评估指标，该方法使用的双通道互补标记可提供更丰富的特征，使判别网络的调节作用更强，能更好地帮助分割网络进行参数学习。

第4章　医学图像特征量化分析

医学影像是疾病发现、诊断及治疗等活动的重要依据，正确解读这些医学影像无疑是临床医疗活动中的关键问题。纯粹采用人工方法阅读和分析这些影像给医生带来了极大的挑战。主要问题体现在以下几个方面：(1)人眼对颜色(灰度)的分辨率相对较低，高分辨率成像设备所获取的信息未能被充分利用；(2)阅片结果受医生的主观因素(经验)影响较大，不同的医生或同一医生在不同的时间诊断出的结果存在差异；(3)阅片时缺乏量化参数，对特征的分析不够精确。

借助计算机图像处理和分析技术，对医学图像特征进行自动量化分析，以增强医学影像的信息易读性及阅片客观性，并提供更加丰富的量化特征信息，这对提高诊断的准确性，同时降低阅片主观性对诊断结果的影响，具有十分重要的意义。

医学图像特征量化通常在目标精确分割的结果上进行，经过灰度、纹理、形态学等特征分析，提取出对医学诊断有意义的特征并进行量化，但由于医学图像和特征的多样性，特征量化方法也各不相同。本章中将以染色体图像的形态特征及tMR图像活体心肌纤维特性的分析和基于孪生卷积神经网络的特征相似性度量为例，探讨医学图像特征量化的具体方法。

4.1　染色体图像特征量化分析

染色体图像中非同源染色体的形态、大小以及带纹特征各有不同，这些差异性是染色体识别分类的重要依据。染色体图像的特征是整个染色体核型分类的重要且关键一步。特征的选择以及数据的质量直接影响到识别分类结果的准确率，根据染色体图像的差异性，选取染色体图像的长度、面积、着丝点指数、带纹特征作为主要的分类依据。本节将对特征提取过程中涉及的染色体轮廓提取、中轴线提取、长度量化、着丝点定位、带纹特征提取等步骤进行详细探讨。

4.1.1 轮廓提取

染色体的外部轮廓直观地描述了染色体的大小、形状等几何信息，是染色体分析过程中的重要信息。同时，染色体的轮廓也是提取中轴线以及着丝点特征的重要基础。提取图像轮廓的常用方法有边缘检测法、形态学边界提取法及边界追踪法等方法，在染色体图像中染色体边界区域与背景有较大的对比度，故本节中在二值化后的染色体区域基础上通过形态学方法提取轮廓。

形态学边界提取的原理是将染色体二值图像膨胀或者腐蚀后的结果和原二值图像进行异或运算来实现的。直观地说，定义一个合适的结构元素，将染色体二值图像进行一次膨胀处理，用膨胀结果图像减去原二值图像得到染色体区域的外部轮廓。相反，将原二值图进行一次腐蚀操作，再用原二值图像减去腐蚀后图像即可得到图像的内部轮廓。

将形态学方法提取的染色体轮廓与常用的 Roberts 边缘检测提取的轮廓进行对比，如图 4-1 所示。所提取的轮廓都比较完整，但形态学方法实现简单且运算速度较快，所提取的轮廓更加平滑。

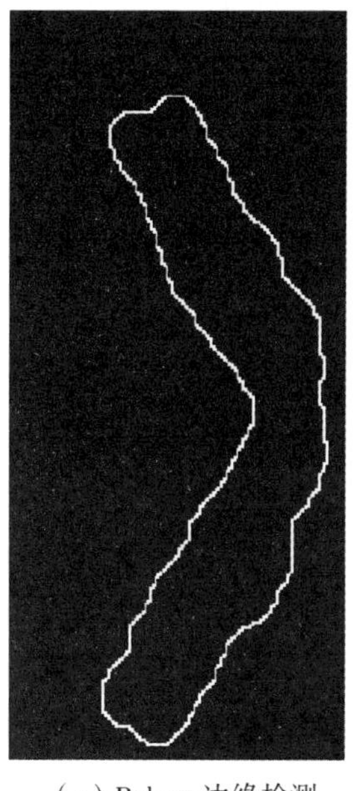

（a）Roberts边缘检测

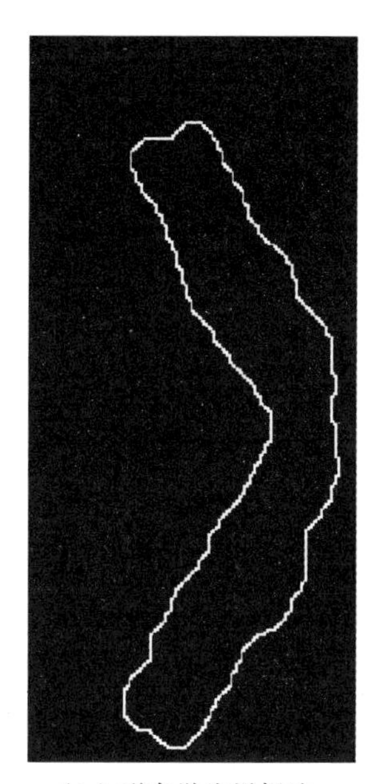

（b）形态学边界提取

图 4-1 轮廓提取结果

4.1.2　中轴线提取

染色体的中轴线是指贯穿整条染色体的一条单像素的对称轴曲线，它描述了染色体的长度和弯曲形态等几何信息，是染色体长度数据提取的关键。在后继的染色体着丝点定位以及带纹分布量化的过程中也会基于中轴线做进一步的量化计算，因此染色体中轴线的提取是整个染色体特征数据提取的重要环节。

通过对染色体图像骨架的提取及优化处理可提取到完整的中轴线，具体方法如下。

(1) 染色体图像骨架的提取

常见的染色体图像骨架的提取有区域剥离细化法和距离变换法。

①区域剥离细化法提取骨架。一种剥离细化提取骨架的方法称为 Zhang-Suen 细化算法，该方法类似于剥卷心菜一样对二值化后的染色体区域层层剥离，最终形成单个像素的染色体骨架。假设某个像素点 p_1，其 8 邻域为 p_2 到 p_9，如图 4-2 所示。设背景像素值为 0，细化目标像素值为 1，其具体的骨架提取步骤如下：

p_9	p_2	p_3
p_8	p_1	p_4
p_7	p_6	p_5

图 4-2　像素 8 邻域

遍历图像，将二值图像中满足以下三个条件的目标像素 p_1(像素值非 0) 设为背景像素，用于剥离最外层的边界像素。

条件 1：$2 \leqslant \sum_{i=2}^{9} p_i \leqslant 6$。该约束条件可筛选出边界点 p_1 点，即其 8 邻域像素中不全是背景像素，也不全是染色体区域像素，同时排除 p_1 点为端点及孤立点的情况。

条件 2：$p_2 \sim p_9$ 的排列顺序中，0→1 变化模式的数量为 1，这是为了在删除 p_1 后保持目标的连通性。

条件 3：$p_2 \times p_4 \times p_6 = 0$，$p_4 \times p_6 \times p_8 = 0$ 或 $p_2 \times p_4 \times p_8 = 0$，$p_2 \times p_6 \times p_8 = 0$。

多次迭代上述遍历过程就可以将边界点一层一层剥离细化，最终得到染色体目标区域的骨架。

图 4-3 是上述剥离细化方法所提取的染色体骨架示意图，所提取的骨架基本符合染色体的形态特征，但曲线不够平滑且容易产生较多的分叉。这是因为染色体图像二值分割结果存在一些凸出的边缘，在细化过程中会对骨架的走向产生一定的影响，造成骨架的过度弯曲，甚至产生分叉。

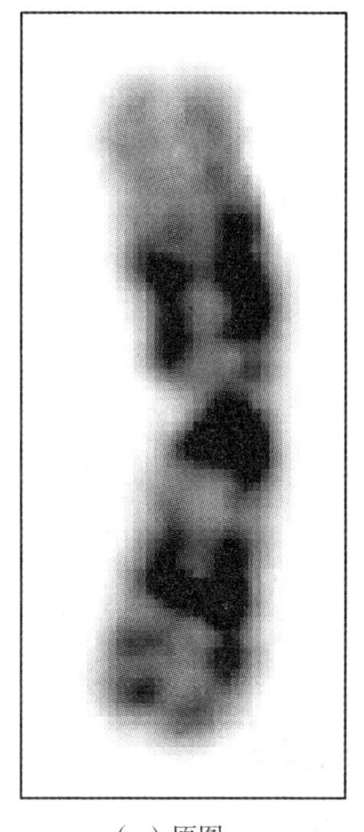

（a）原图

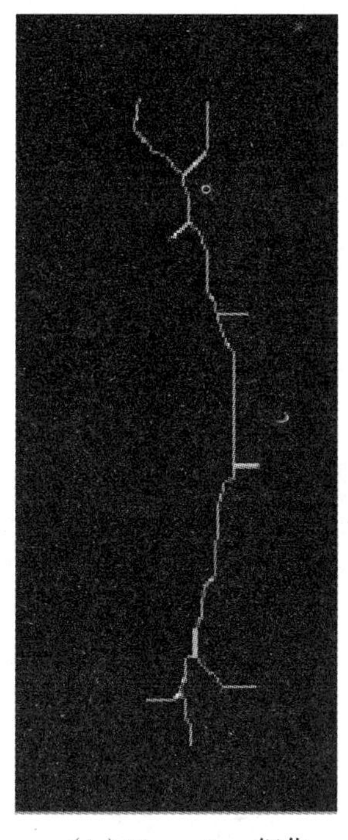

（b）Zhang-Suen细化

图 4-3　区域剥离细化法的骨架提取结果

②距离变换法提取骨架。使用距离变换提取图像骨架的方法，在提取边缘轮廓相对平滑的图像时效果较好，但对于边缘轮廓崎岖不平的染色体图像的骨架提取仍然具有一定的局限性。本节利用距离变换方法对染色体图像骨架进行了提取，相对于区域剥离细化法提取骨架的结果有较大改善。

距离变换是计算图像中每个前景像素点到背景区域最近的距离，通过某种映射关系将该距离值表示为灰度信息，从而形成一幅新的灰度图像即距离图像。距离的计算是距离变换中的关键问题之一。两像素(x_1, y_1)，(x_2, y_2)之间距离$D((x_1, y_1), (x_2, y_2))$的计算方法有很多种，最常用的是欧氏距离，描述的是两点之间的直线距离，其定义如式(4-1)所示。

$$D((x_1, y_1), (x_2, y_2)) = \sqrt{(x_1 - x_2)^2 + (y_1 - y_2)^2} \tag{4-1}$$

城市街区距离是指在像素栅格上两点之间的最小步数，每一步是指横向或者纵向移动一格的距离，其定义描述如式(4-2)所示。

$$D((x_1, x_2), (x_2, y_2)) = |x_1 - x_2| + |y_1 - y_2| \tag{4-2}$$

棋盘距离是指像素栅格上的点在对角线上移动的距离，其定义如式(4-3)所示。

$$D((x_1, x_2), (x_2, y_2)) = \max\{|x_1 - x_2|, |y_1 - y_2|\} \tag{4-3}$$

根据距离变换理论，对于二值图像(前景目标灰度为 1，背景目标灰度为 0)的距离变换，简单来说就是计算染色体区域中每个非 0 像素点到背景像素的最小距离。图 4-4 是分别使用不同的距离度量方式对二值化染色体图像进行距离变换的结果。

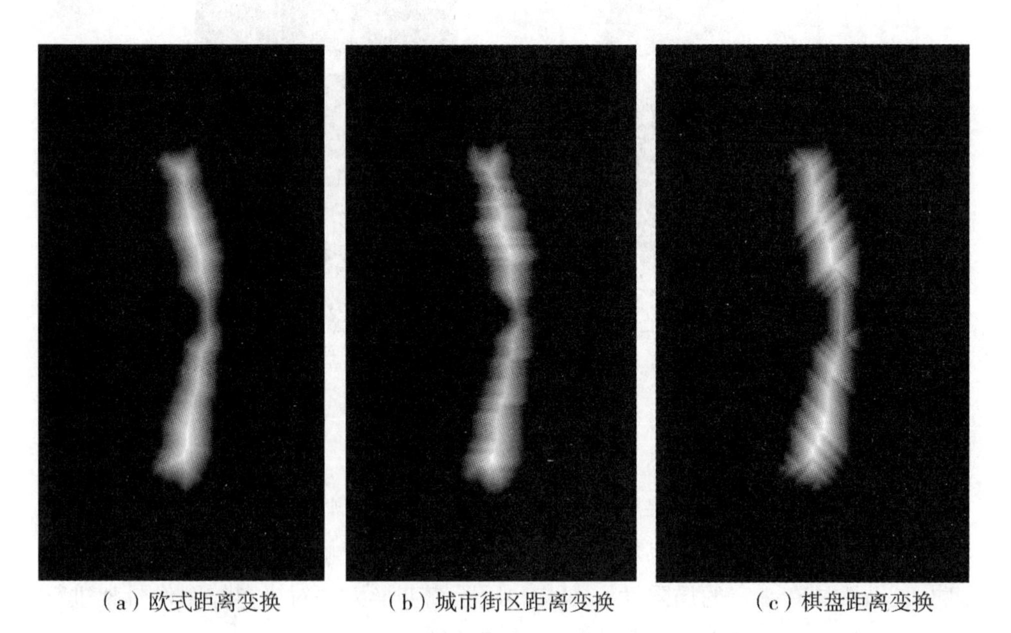

(a) 欧式距离变换　　(b) 城市街区距离变换　　(c) 棋盘距离变换

图 4-4　不同距离变换的染色体图像

观察距离变换后的图像，染色体图像中(前景)距离边界(背景)越远的像素的灰度值越高，表现得越亮。染色体的骨架正好位于区域中轴的位置，故在距离变换后的图像中正好对应亮度最大的点，若把距离图像看作地图，则像素值为地形的海拔，类似于地理学中描述地貌的等高线，骨架即地形山脊线。

因此，通过统计不同梯度方向极大值确定的局部最亮点可用来提取骨架，其步骤为：

①在距离变换图像中每个像素的 $n \times n$ 邻域内，检测横、纵以及两个对角线共四个方向上 p 点灰度值 $g(p)$ 是否为极大值，并记四个方向上灰度极大值的累计次数为 $k(0 \leqslant k \leqslant 4)$；

② 对每个像素所统计的各方向的灰度极大值次数进行判断，若 $k \geqslant 3$，则计算 $k \times g(p)$ 并将其作为新值输出到骨架图像对应像素，否则输出 0。

采用上述方法对三种不同的距离计算方式得到的距离变换图像提取骨架，结果如图 4-5 所示。

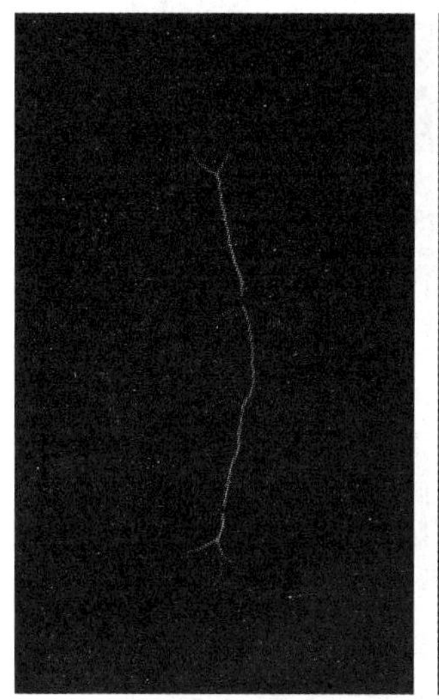
（a）欧式距离变换骨架

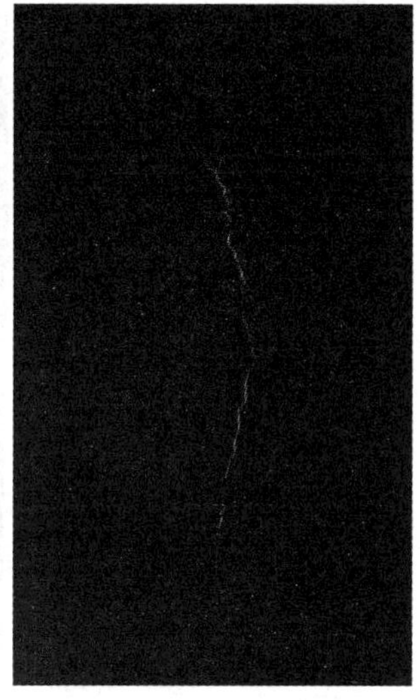
（b）城市街区距离变换骨架

（c）棋盘距离变换骨架

图 4-5 距离变换提取骨架

其中，欧氏距离变换图像所提取的染色体骨架能较好地反映染色体的中轴线几何特征，并且骨架分叉以及断点相对较少，便于中轴线提取的进一步处理。更多相应的结果如图 4-6 所示。

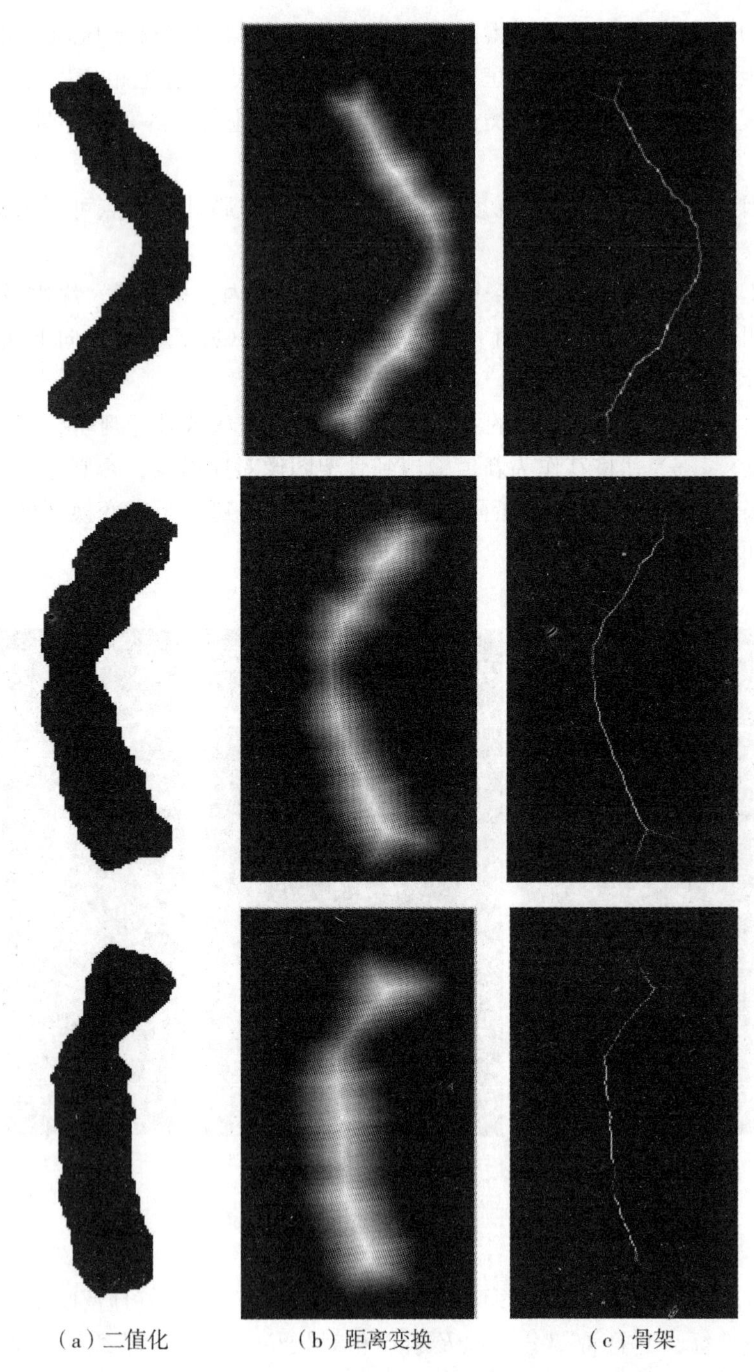

(a) 二值化　　(b) 距离变换　　(c) 骨架

图 4-6　不同样本基于欧式距离度量的染色体距离变换提取骨架的结果

为进一步优化所提取的骨架，进行以下后处理：首先，二值化骨架图像，并通过形态学闭操作连通骨架断点；然后通过剥离细化的处理使最终的骨架细化到单个像素宽度，这有利于染色体长度等特征的提取，如图 4-7 所示。然而，所提取的单像素宽骨架还存在分叉的问题，通常会在两端出现明显的分叉，而在中段也会有少量细微分叉，故还需做进一步处理来消除骨架的分叉。

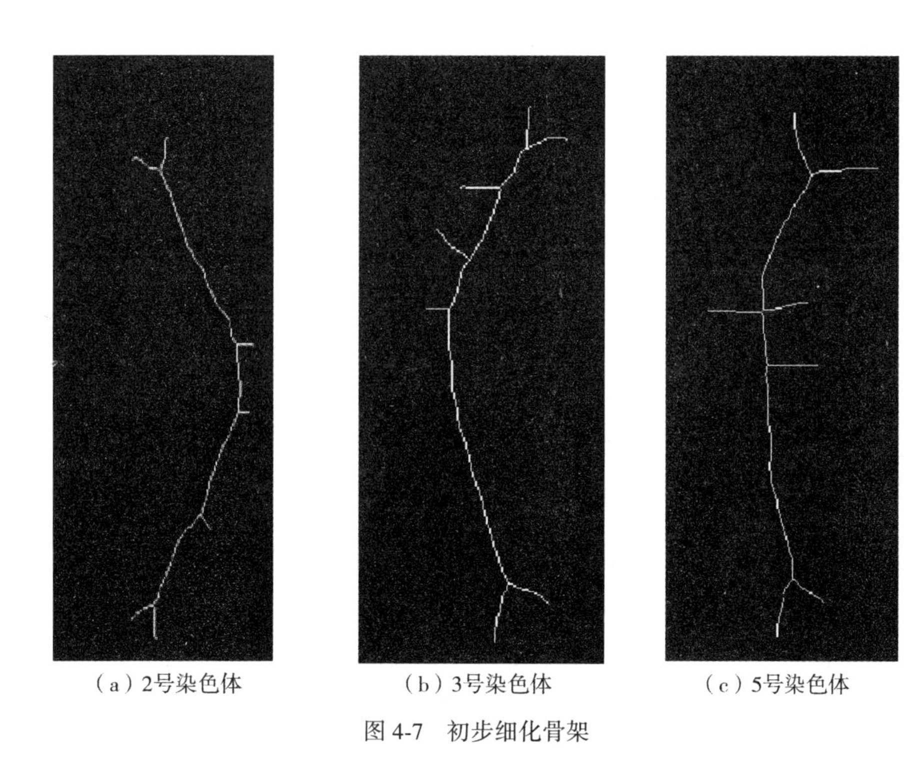

（a）2号染色体　（b）3号染色体　（c）5号染色体

图 4-7　初步细化骨架

(2) 消除分叉线

产生分叉的原因：根据距离变换原理在具有凸边界的区域内，凸边界夹角平分线上正好到夹角两边边界点的距离最近且相等，因此所提取的骨架通常会沿夹角平分线产生分叉。观察染色体的形态，染色体两端正好会形成两个凸边界夹角，因而会沿夹角平分线产生一组分叉，如图 4-8 所示。

除了在端点产生较明显的分叉之外，在骨架中段部位也可能产生少量分叉。两种分叉分别消除，具体步骤如下：

先找到上端和下端分叉点，逐行扫描染色体骨架图像，再消除上端分叉点以上的像素和下端分叉点以下的像素，完成两端分叉线的消除；逐行扫描染色

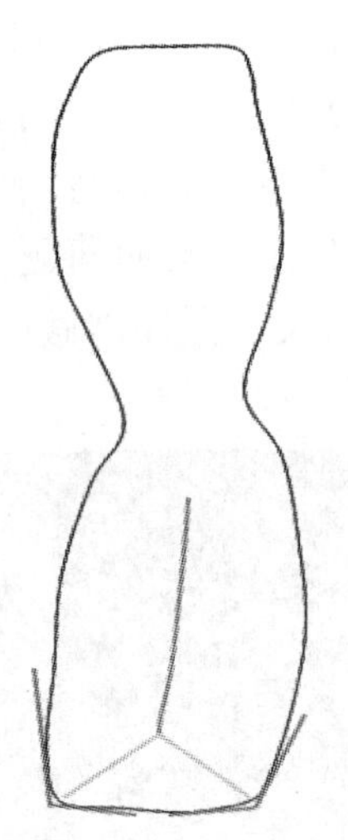

图 4-8　染色体端点产生骨架分叉

体图像骨架，若当前像素和大于 1，则消除当行所有像素，再使用形态学操作连通消除整行像素所产生的断点，实现中间部位分叉线的消除。具体过程为：

① 寻找两端分叉点。从上往下逐行扫描骨架中每个像素，计算(i, j)像素 8 邻域灰度和$k_{(i, j)}$，标记第一个$k_{(i, j)} \geqslant 3$的像素点，取第$i+2$行骨架上的像素点p_1作为上端分叉点，停止扫描；通过类似的方法从下往上逐行扫描骨架中每个像素，寻找下端分叉点记为p_2，停止扫描。

② 去除分叉线。逐行扫描像素点，消除骨架上p_1点上部分像素以及p_2点下部分像素。计算骨架上p_1和p_2之间各行像素和m，当m大于 1 时，消除当行所有像素，此步骤可消除中间段的分叉。

③ 连通断点。定义 3 × 3 的结构元素s，如图 4-9 所示，使用形态学闭操作连通骨架，得到骨架主干。

1	1	1
0	1	0
1	1	1

图 4-9　结构元素 s

图 4-10 是部分染色体样本的分叉线去除结果。

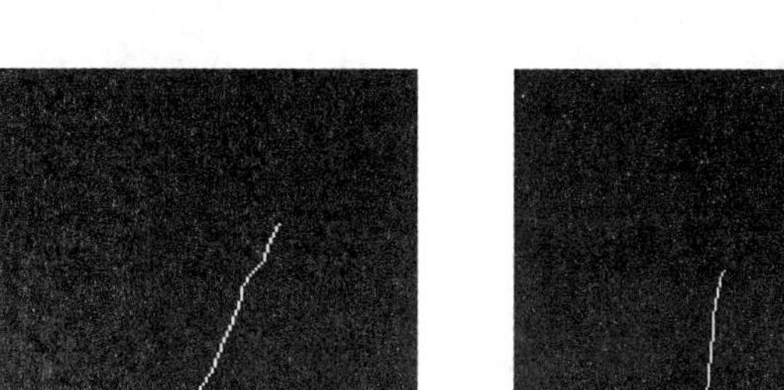
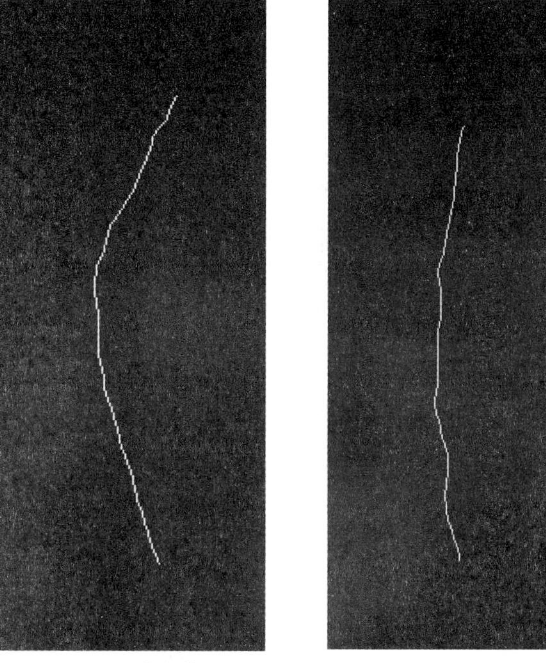

（a）2号染色体　（b）3号染色体　（c）5号染色体

图 4-10　去除骨架分叉线并连通断点

(3) 骨架拟合及延长

上面所提取的染色体骨架并不完整，在染色体两端分叉消除的部分产生了缺失，故需要进一步将骨架两端延长至边缘轮廓处才能得到一条完整的染色体中轴线。下面采用骨架两端若干个点的曲线拟合来延长。

具体做法是分别取骨架端点附近的 K 个像素点坐标使用最小二乘法进行二次曲线拟合，使拟合曲线分别交于染色体两端边缘轮廓点，达到骨架延长的目的，从而形成一条完整的染色体中轴线，图 4-11 为中轴线拟合延长的结果。

4.1.3　长度量化

染色体的长度特征是染色体图像重要的几何特征之一，而染色体的中轴线贯穿了整条染色体，中轴线的长度直观地描述了染色体的长度信息。图 4-12

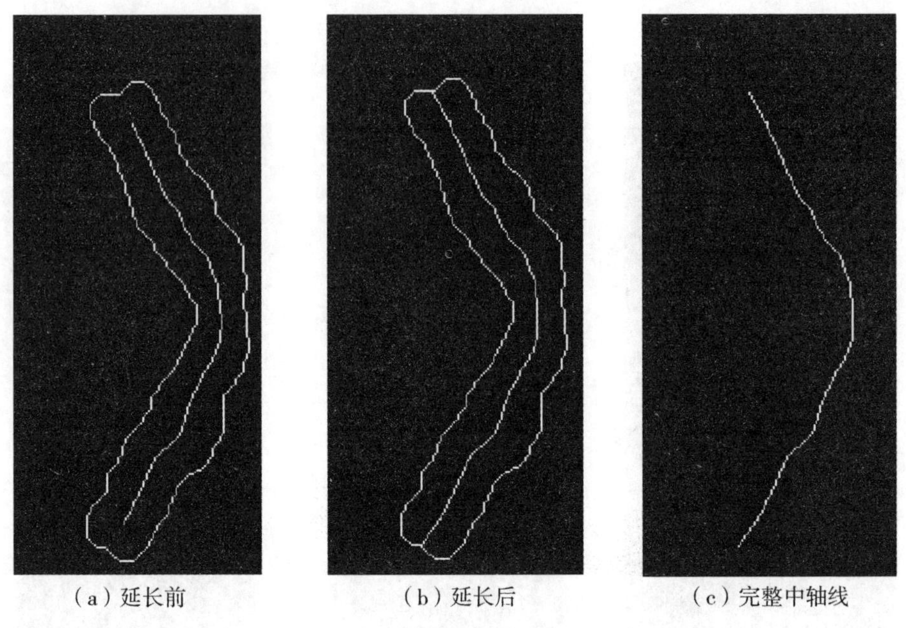

（a）延长前　（b）延长后　（c）完整中轴线

图 4-11　中轴线拟合延长（$K=10$）

显示的是染色体的局部中轴线，是一条单像素的离散图像。计算染色体的长度也就是计算中轴线的长度。

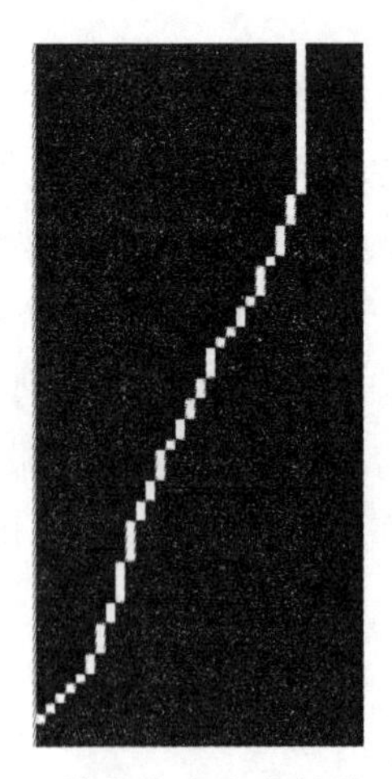

图 4-12　单像素宽度中轴线（局部）

在计算中轴线长度时，若 p_i，p_{i+1} 为两相邻像素点，$d(p_i, p_{i+1})$ 为两像素点距离，中轴线长度 L 即为所有相邻两像素点之间距离之和，如式(4-4) 所示，其中 n 为中轴线像素个数。

$$L = \sum_{i=1}^{n} d(p_i, p_{i+1}) \tag{4-4}$$

每相邻的两个像素点之间的位置关系如图 4-13 所示，包括直接相邻和对角相邻两种情况，其相应的距离也不同。若采用欧式距离度量，度量单位为像素宽度，直接相邻两像素距离为 1，对角相邻距离为 $\sqrt{2}$。

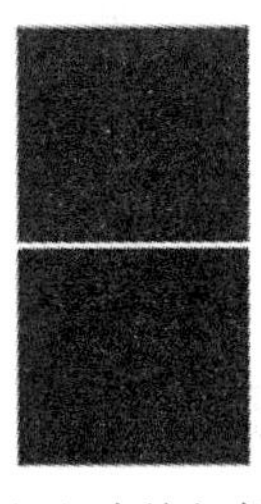

（a）直接相邻

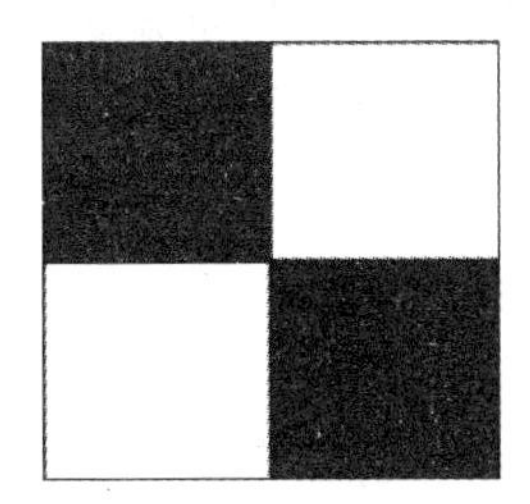

（b）对角相邻

图 4-13 中轴线相邻两点的两种位置方式

染色体图像样本在图像采集时由于尺度、旋转、形变等特性的不统一性造成染色体图像之间的差异，从而导致不同样本之间数据不一致，故不能直接用绝对的长度数值来表示染色体的长度。针对这些问题，可对染色体长度进行归一化，即用单条染色体长度在所有样本染色体长度之和中的占比来表示其相对长度，这样可消除不同样本图像之间尺度、形变等差异的影响。

4.1.4 着丝点定位及表示

细胞在有丝分裂中期的染色体会形成两条染色单体，这两条染色单体含有相同的遗传物质，称为姐妹染色单体。姐妹染色单体在着丝点位置处连接在一起，着丝点又称主缢痕，从形态上看着丝点是染色体中最窄最细的地方，如图 4-14 所示。着丝点将染色体分为长短臂两个部分，不同染色体着丝点的位置不同，所分割的长短臂的长度比例也不同，着丝点的位置是区分染色体核型的重要依据之一。

(1) 着丝点定位方法

从人类染色体图像来看，位于着丝点处的染色体图像轮廓分别向内收缩形

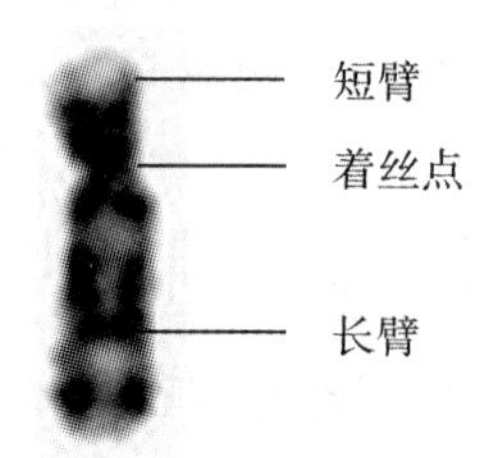

图 4-14　染色体结构示意图

成凹陷，凹陷区域所对应横截面宽度最窄。由此，可通过搜索染色体横截面宽度最小值所对应的位置来定位着丝点。

作染色体中轴线上的垂线交于染色体轮廓，两交点之间的线段长度即为横截面宽度，比较中轴线上每一点处的横截面宽度即可确定着丝点的位置，具体步骤如下：

① 对中轴线上的点 p_i，取 p_{i-2}，p_{i-1}，p_i，p_{i+1}，p_{i+2} 连续的 5 个点使用最小二乘法进行二次曲线拟合（端点附近不满 5 个点时，可减少参与拟合的连续点）得到中轴线局部曲线 f_i；

② 根据局部曲线 f_i 利用斜率公式计算中轴线在点 p_i 的局部切线斜率 k_i，并求出该点法线斜率为 $-1/k_i$，则过点 p_i（(x_{p_i}, y_{p_i}) 为点 p_i 的图像坐标）与中轴线垂直的直线方程如式（4-5）所示（x，y 分别为垂线上点的横纵坐标）。

$$-\frac{1}{k_i}x - y + y_{p_i} + \frac{1}{k_i}x_{p_i} = 0 \tag{4-5}$$

③ 设染色体轮廓的点集为 c_1，c_2，c_3，…，c_m，计算每个轮廓点到垂线的距离，计算方法如式（4-6）所示；中轴线的垂线与轮廓交于两点，在图像坐标系中，这两点到垂线的距离最小，那么轮廓点中距离垂线最近的两个点即为垂线与轮廓的两个交点 c_a 和 c_b，轮廓点 c_i 到垂线的距离 d 的计算方法如式（4-6）所示。

$$d = \frac{\left| -\frac{1}{k_i}x_{c_i} - y_{c_i} + y_{p_i} + \frac{1}{k_i}x_{p_i} \right|}{\sqrt{\left(\frac{1}{k_i}\right)^2 + 1}} \tag{4-6}$$

④ 根据所确定的交点 c_a 和 c_b 计算两点间的欧式距离，即染色体在点 p_i 的截面宽度 dw_i。

⑤ 搜索最小截面宽度所对应的中轴线点p_*即为着丝点位置，其计算方法如式(4-7) 所示，n 为中轴线上的点的数目。

$$p_* = \min_{\text{argi}} dw_i, \quad 1 \leqslant i \leqslant n \tag{4-7}$$

图 4-15 为若干染色体图像使用上述方法定位的着丝点。

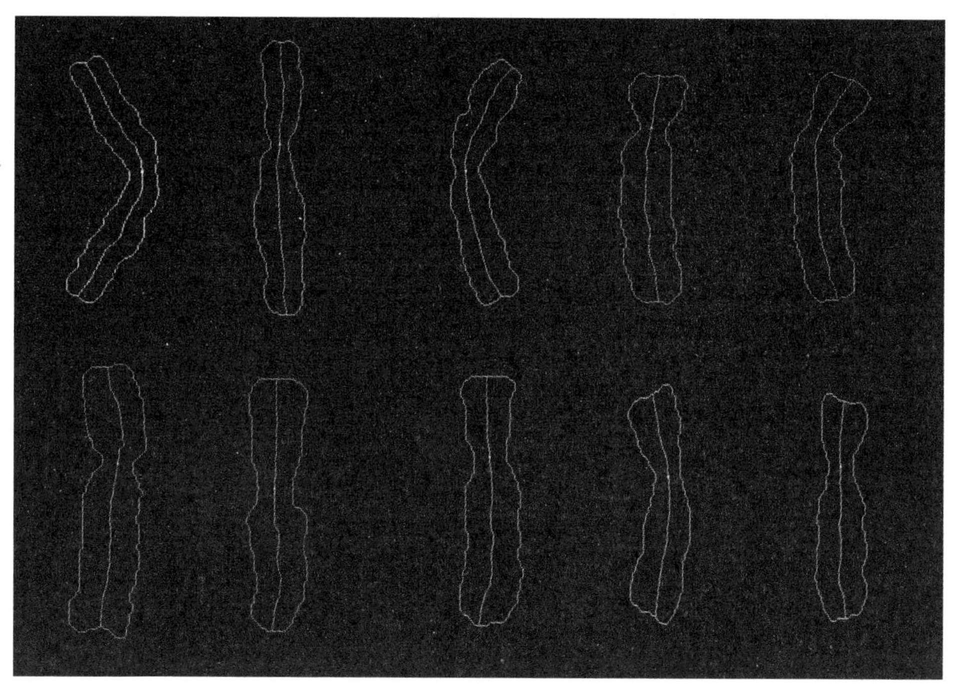

图 4-15 着丝点定位结果(中轴线上的白色点为所定位的着丝点)

(2) 着丝点指数计算

着丝点将染色体分为长臂和短臂两部分，短臂的长度和染色体全长之比称为着丝点指数，着丝点指数可以描述染色体着丝点的位置，该指数也是区分不同核型的重要特征之一。假设染色体长度为 L，着丝点将染色体分为L_1 和L_2 两部分，那么染色体的着丝点指数可表示为：

$$P = \frac{\min(L_1, L_2)}{L} \tag{4-8}$$

4.1.5 带纹特征提取

将染色体标本用碱、胰蛋白酶或其他盐溶液处理后，再使用 Giemsa 染液染色，会使染色体上出现宽窄和亮度不同的横纹，在普通显微镜下，可见深浅相间的带纹，称为 G 带，其中暗色区域是被染色的区域。不同染色体的带纹分布差异性较大，是区分染色体核型的重要特征。下面将对带纹特征提取的方法进行探讨。

(1) 带纹对比度增强

染色体图像上的 G 带特征由灰度亮暗分布呈现，沿着染色体中轴线方向，染色体的亮暗带交替分布。染色体图像制备过程中染色体样本存在一定的差异，显带处理操作存在误差，图像采集时存在噪声干扰等影响因素，使得所制备的染色体图像的带纹可能比较模糊，带纹对比度不明显，所以在带纹分析之前需要对染色体图像进行增强处理。具体方法是通过灰度拉伸进行带纹增强。

灰度拉伸是灰度值的分段线性变换，可根据染色体带纹灰度分布的特点自定义拉伸的范围，如将染色体比较窄的灰度范围[x_1 , x_2]拉伸到大的灰度范围[y_1 , y_2]，如式(4-9)所示，其中 x、y 分别为灰度拉伸前和拉伸后的灰度值。灰度拉伸后染色体图像的对比度增强，带纹更加明显。

$$y=\begin{cases}\dfrac{y_1}{x_1}x & x<x_1\\ \dfrac{y_2-y_1}{x_2-x_1}(x-x_1)+y_1 & x_1<x<x_2\\ \dfrac{255-y_2}{255-x_2}(x-x_2)+y_2 & x>x_2\end{cases}\tag{4-9}$$

(2) 带纹特征向量提取方法

由于人类细胞有丝分裂中期的染色体是由一对姐妹染色单体组成，两条姐妹染色单体在着丝点处连接在一起形成“X”状结构，如图 4-16 所示。经过染色体 G 显带技术处理后的两条姐妹染色单体会逐渐靠拢，几乎粘连在一起大致形成棒状结构。但是由于 G 显带处理过程的差异，部分姐妹染色单体并没有紧密靠拢粘连，从而留下孔隙，此时染色体中轴线正好部分穿过灰度较亮的孔隙区域，因此中轴线横截面上的灰度分布是不均匀的，如图 4-17 所示。

染色体的带纹是垂直于染色体的中轴线分布的，对于中轴线上的各个点，可以取该点中轴线横截面上所有像素的灰度均值来描述染色体的带纹特征，均值化也可减少横截面不均匀灰度分布为特征提取所带来的影响。

如图 4-18 描述了人类 2 号染色体延中轴线方向的灰度分布情况，波谷的位置和数目描述了带纹的分布特征。

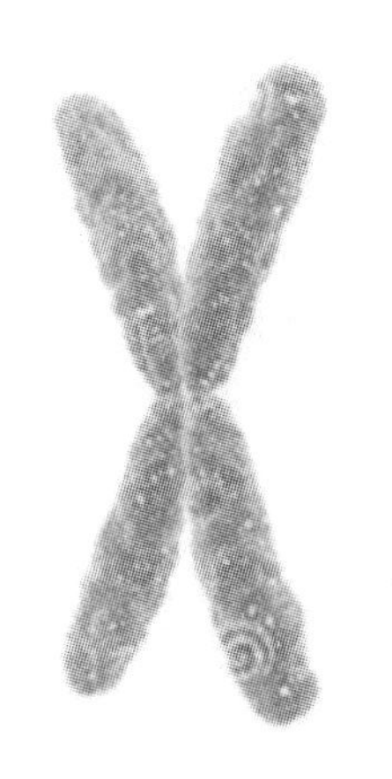

图 4-16 染色体模型图

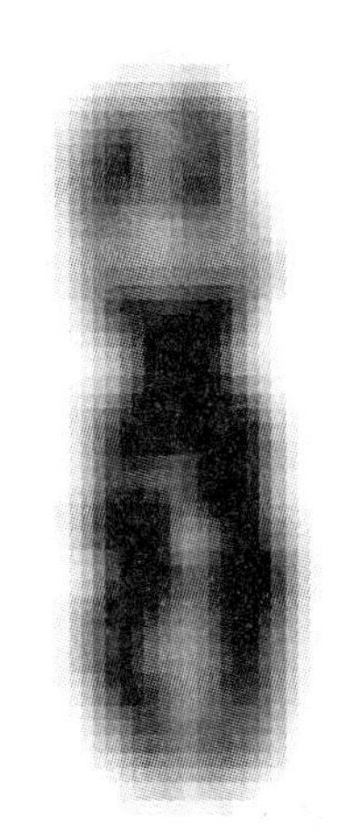

图 4-17 染色体灰度图

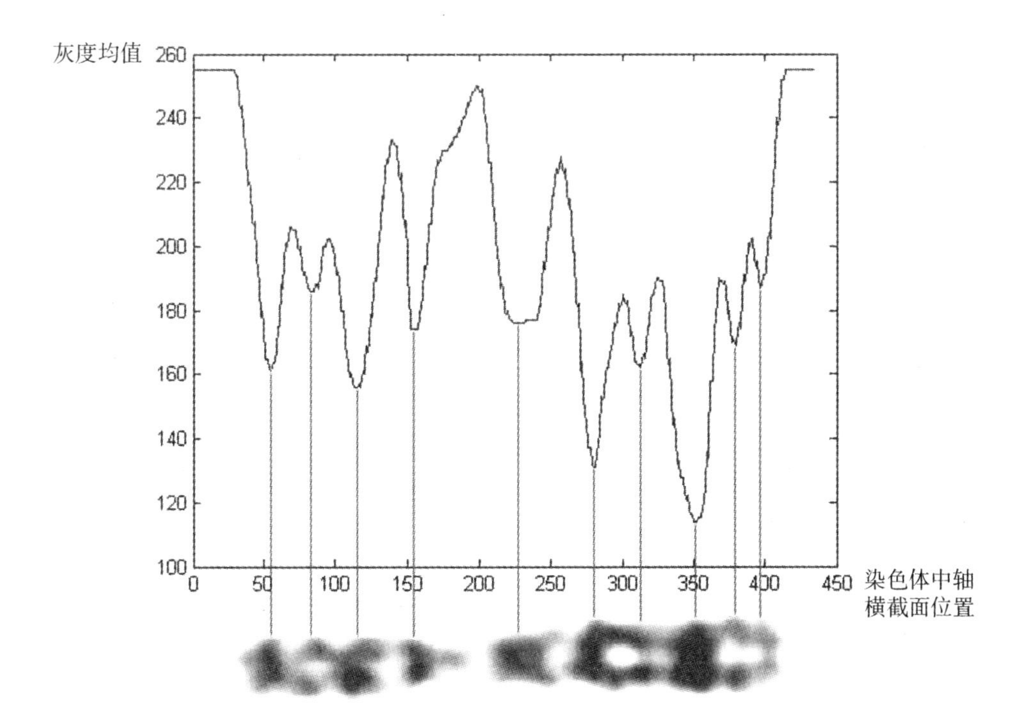

图 4-18 2 号染色体带纹灰度分布曲线图

在染色体图像中，染色体的长度、着丝点位置(着丝点指数)和带纹分布是反映染色体特征的重要数据，也是用来区分不同染色体的主要依据，这些特征的提取是后继染色体核型分类的重要基础。

4.2　tMR 图像活体心肌纤维特性分析

心肌纤维特性分析是医学图像领域的研究热点之一，对心脏病的诊治具有重要意义。DT-MRI(磁共振弥散张量成像)作为目前唯一能对心肌纤维结构精确重建的方法，因其技术局限性不能实现活体心脏的成像。因此活体心肌纤维特性的提取与重建具有更大的挑战性。

本书中笔者及研究团队依据心肌形变与其生理特性的内在联系，提出通过分析活体 tMR(带标记线磁共振成像)图像中心肌形变的规律，建立其各向异性模型来间接获取心肌纤维生理特性值。

已有研究结果表明，在心脏跳动过程中心肌纤维的内在结构与心肌形变密切相关。从微观结构上看，肌原纤维沿心肌细胞的长轴平行排列，具有高度的各向异性结构特征。而从宏观现象上看，心肌纤维在收缩或舒张状态下，沿着纤维走行长轴方向上发生最剧烈的自主形变(收缩时变短，舒张时变长)，而同时在其横截面上会伴随较为明显的反向形变(收缩时变粗，舒张时变细)，这就是心肌纤维在形变过程中所表现出的具有显著各向异性的泊松效应(如图 4-19 所示)。与水分子在纤维组织中扩散能力的各向异性类似，心肌纤维形变的各向异性也可能有助于揭示肌原纤维内在的结构信息。不仅如此，心肌形变因具有复杂丰富的动态信息，还可能反映出心肌纤维的其他特性：比如，作为一种能够自主收缩的各向异性弹性组织，心肌纤维自主形变过程中所呈现的各向异性与其弹性属性也具有很大的相关性。

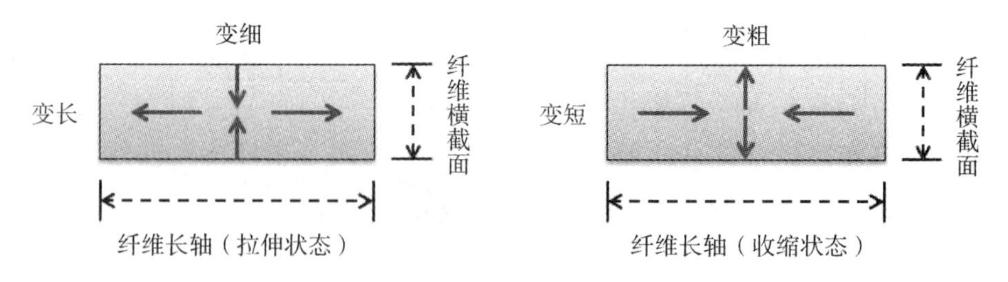

图 4-19　纤维形变中泊松效应示意图

基于上述分析，本书提出了一种基于泊松正交分解的形变各向异性模型的建立方法，所分解的泊松正交矢量对可正确描述心肌形变过程中的泊松效应，该矢量对是心肌纤维特性分析的关键所在。

4.2.1 基于心肌形变各向异性的泊松分解

心肌是一种近乎不可压缩的弹性组织，它的纤维呈平行排列的方向。为了揭示心肌纤维结构与其变形之间的关系，本研究中首先构造了理想弹性纤维模型进行相关分析。

如图 4-20 所示，构造了三种典型的弹性纤维模型：条状弹性纤维、环形弹性纤维及不规则环形弹性纤维。

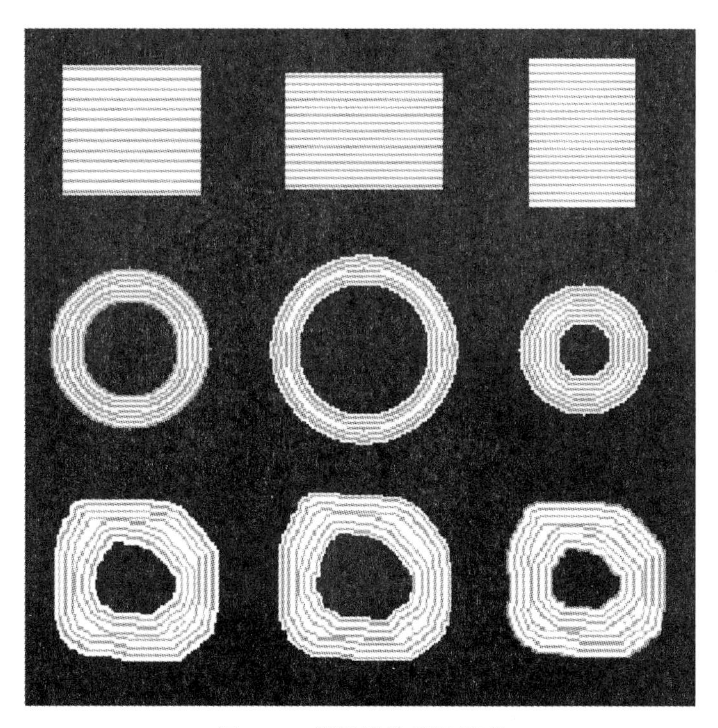

图 4-20 弹性纤维理想模型

注：在理想图像中模拟的弹性纤维排列为平行线；每种形状的中心作为形变过程中的参考点；从上面第一行至第三行分别为条状、环形、不规则环形纤维理想模型；从左边第一列至第三列的纤维模型分别处于初始状态、拉伸状态和收缩状态。

在初始状态下，纤维沿图 4-20 第一列所示方向均匀平行分布。然后，纤维开始拉伸和收缩，其相应的变形如图 4-20 中的第二和第三列所示。在拉伸过程中，纤维伸长的同时伴随着变细；当纤维收缩时，纤维缩短的同时伴随着变粗。这一现象在材料力学中被称为泊松效应。为了更加准确描述这些理想模型的局部形变，本课题给出定义 1 来描述每个像素的形变向量。

定义 1　当弹性纤维模型在拉伸或者收缩时，像素（p，q）的形变表示为 $\vec{u}=(x, y)$，称为形变向量。其中 x 和 y 分别为该像素在水平和垂直方向的位移。图像 I 中每个像素的形变向量则构成了形变位移场，记为 $F^{(DD)}$。上述三个理想弹性纤维模型的形变位移场可以计算出来，如图 4-21 所示。

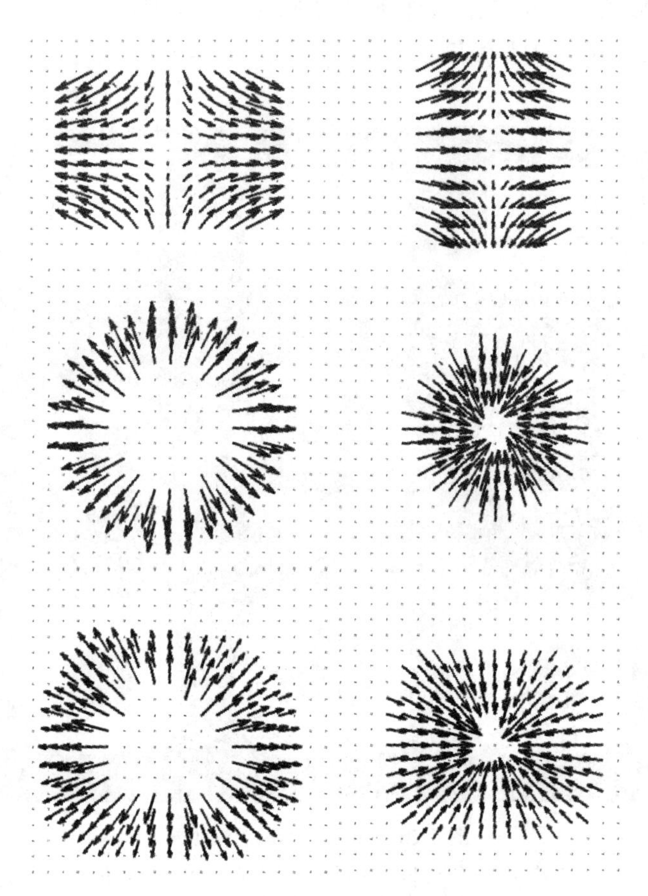

图 4-21　理想模型的形变位移场

注：自上而下，分别对应条状、环形及不规则环形理想模型；左列对应拉伸状态，右列对应收缩状态。

然而，图 4-21 所示的形变位移场没有呈现出明显的各向异性特征。纤维长轴的走行方向和对应像素的形变向量没有直接的联系，如图 4-22 所示。纤维长轴与形变向量的方向夹角是不确定的，它随着纤维的形状和位置而变化。

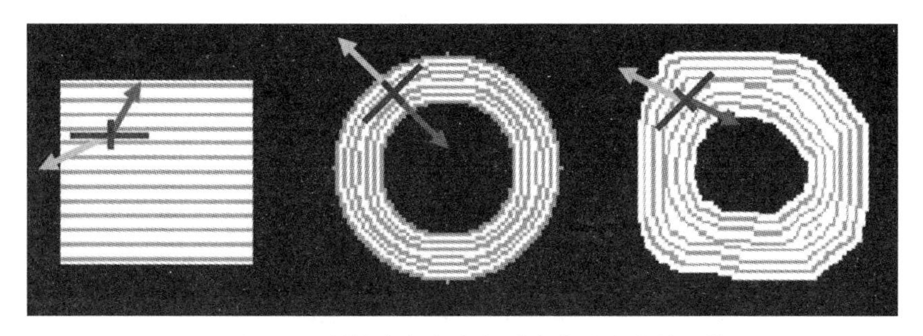

图 4-22 纤维走行方向与形变向量方向的比较

注：纤维的长轴及横断面方向在图中分别标记为相互正交的长短线；而拉伸状态、收缩状态所对应的形变向量方向分别表示为白、灰箭头。

基于弹性组织的空间连续性，组织质点的形变会与其相邻区域发生相互作用。也就是说，当一个质点移动后，另外的组织会在其邻接区域的作用力下发生相应的形变。例如，图 4-21 所示的长条形纤维的形变向量场中，离参考点(中点)越远的地方形变量越显著。这是因为形变通过邻接组织的层层传递，在远端累积得越多。在另外的环形弹性纤维模型中，虽然局部形变应该沿着环周方向，但是全局形变却是沿着径向方向，这也是由于邻接组织间的相互牵引和挤压。因此，形变向量所描述的位移是每个像素所在质点进行的绝对的、综合的形变。也就是说，组织的局部弹性形变被邻接组织作用所产生的更显著的综合形变所掩盖了。

为了消除邻接组织相互作用的影响，本课题方法中提取了每个像素邻域内的局部相对形变，具体方法如下。

定义 2 邻域内的局部相对形变向量是该像素的形变向量与其邻域内其他像素的形变向量的差。若 $(p,q)^{(k)}$ 是像素 (p,q) 邻域内第 k 个相邻像素，所对应的相对形变向量记为 $\vec{r_k}$，可通过公式 $\vec{r_k}=\overrightarrow{u^{(k)}}-\vec{u}$ 计算。所有邻域内的局部相对形变向量即可组成邻域相对形变向量场，记为 $F_n^{(RD)}$，如图 4-23 所示。

在所提取的邻域相对形变向量场中，相对形变向量通过邻域像素间形变向量的差去除了邻接组织的同步形变，能够更好地表达纤维独立自洽的形变。可看出邻域相对形变向量场中具有显著的各向异性特征。当纤维处于拉伸(收缩)状态时，邻域相对形变向量场中的一部分向量背离(朝向)中心像素，而同时另一部分向量则朝向(背离)中心像素，它们的和向量则接近相互正交的方

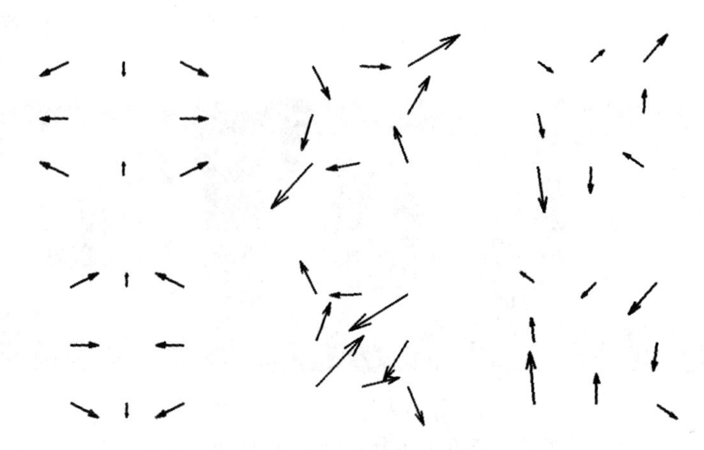

图 4-23　8 邻域相对形变向量场示意图

注：黑色向量表示每个中心像素 8 邻域内的形变向量；每种形状的中心作为形变过程中的参考点；从左列至右列分别为条状、环形、不规则环形纤维理想模型；从第一行至第二行的纤维形变分别处于拉伸和收缩状态。

向。这个特征非常符合局部邻域的泊松效应。

4.2.2　基于向量投影的局部形变各向异性分解

为了更加细致地分析 3.1 节所观察到的运动特征，本课题给出定义 3 和定义 4 来描述和定义在不同形变状态下的主形变向量与伴随形变向量，它们可通过下面的邻域向量投影方法分解得到。

如图 4-24 所示，第 k 个邻域相对形变向量 $\vec{r_k}$(8 邻域内，$k=1, 2, \cdots, 8$) 投影到过中心像素 O 的直线 L(L 可沿任意方向)。向量的起点在图 4-24 中标记为 $A^{(k)}$，而向量终点标记为 $B^{(k)}$。如果从 $A^{(k)}$ 到 O 的距离比 $B^{(k)}$ 到 O 的距离长，则相应的投影向量$\overrightarrow{A^{(k)}B^{(k)}}$被认为是朝向中心像素。相反的，如果从 $A^{(k)}$ 到 O 的距离比 $B^{(k)}$ 到 O 的距离短，则相应的投影向量$\overrightarrow{A^{(k)}B^{(k)}}$被认为是背离中心像素。基于这些讨论，下面给出相关定义。

定义 3　像素 O 的相对形变向量场中，向量$\vec{r_k}$被投影在一对过像素 O 的任意方向的正交直线($\vec{L}$, $\vec{C}$) 上，其中 $\vec{L}$ 的方向为主方向，而 $\vec{C}$ 的方向称为伴随方向。若在收缩状态(如图 4-25(a) 所示)，在 $\vec{L}$ 上的投影向量$\overrightarrow{A^{(k)}B^{(k)}}$中朝向中心像素的部分向量，计算其和向量，当 $\vec{L}$ 改变直线方向使得该和向量的模最大时，该最大和向量被称为主收缩向量，被记为$\vec{l_c}$，可通过式(4-10) 和式

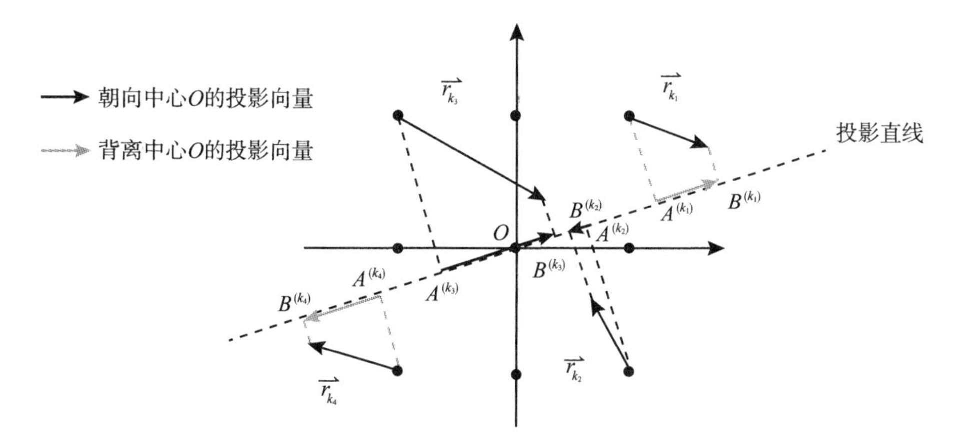

图 4-24 8 邻域相对形变场中向量投影示意图

注：该邻域中只画出 4 个相对形变向量为例。

(4-11) 计算。在泊松效应中，收缩形变总是在其近似正交方向上伴随着拉伸形变，因此形变向量场中在 $\vec{C}$ 上的投影向量 $\overrightarrow{A^{(k)}B^{(k)}}$ 中背离中心像素的部分向量之和，则被记为和向量 $\vec{C_e}$，称为伴随拉伸向量，也可通过式(4-10) 和式 (4-11) 计算。

$$\begin{cases}\vec{I_c} = p_c(\overrightarrow{L^*}) \times \dfrac{\overrightarrow{L^*}}{|\overrightarrow{L^*}|} \\ \vec{C_e} = \begin{bmatrix} 0 & -1 \\ 1 & 0 \end{bmatrix} \times p_e^T(\overrightarrow{L^*}) \times \dfrac{\overrightarrow{L^*}}{|\overrightarrow{L^*}|} \\ \overrightarrow{L^*} = \arg\max\limits_{\vec{L}}(p_c(\vec{L}))\end{cases} \tag{4-10}$$

$$\begin{cases} p_c(\vec{L}) = \dfrac{1}{2}\sum\limits_{k=1}^{8} |\vec{r_k}| \cdot \cos\theta_{<\vec{r_k},\vec{L}>} \cdot \left[1 + \dfrac{||\overrightarrow{OA^{(k)}}| - |\overrightarrow{OB^{(k)}}||}{|\overrightarrow{OA^{(k)}}| - |\overrightarrow{OB^{(k)}}|}\right] \\ p_e^T(\vec{L}) = \dfrac{1}{2}\sum\limits_{k=1}^{8} |\vec{r_k}| \cdot \sin\theta_{<\vec{r_k},\vec{L}>} \cdot \left[1 - \dfrac{||\overrightarrow{OA^{(k)}}| - |\overrightarrow{OB^{(k)}}||}{|\overrightarrow{OA^{(k)}}| - |\overrightarrow{OB^{(k)}}|}\right] \end{cases} \tag{4-11}$$

其中，$p_e(\vec{L})$ 表示所有在 $\vec{L}$ 上朝向中心像素的投影向量的长度之和，当其最大化时，$\vec{L}$ 的方向被记为 $\overrightarrow{L^*}$。$p_e^T(\vec{L})$ 则表示所有在 $\vec{C}$ 上背离中心像素的投影向量的长度之和。$\theta_{<\vec{r_k},\vec{L}>} \in [0, \dfrac{\pi}{2}]$ 表示直线 $\vec{L}$。

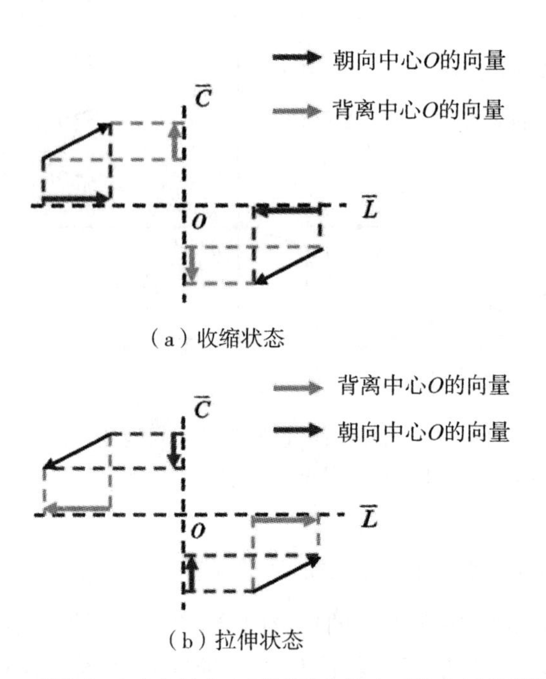

（a）收缩状态

（b）拉伸状态

图 4-25　邻域相对形变场中在不同形变状态下的向量投影示意图

定义 4　与定义 3 类似，若在拉伸状态下(如图 4-25(b) 所示)，在 $\vec{L}$ 上的投影向量 $\overrightarrow{A^{(k)}B^{(k)}}$ 中背离中心像素的部分向量，计算其和向量，当 $\vec{L}$ 改变直线方向使得该和向量的模最大时，该最大和向量被称为主拉伸向量，被记为 $\overrightarrow{l_e}$，可通过式(4-12) 和式(4-13) 计算。在泊松效应中，拉伸形变也总是在其近似正交方向上伴随着收缩形变，因此形变向量场中在 $\vec{C}$ 上的投影向量 $\overrightarrow{A^{(k)}B^{(k)}}$ 中朝向中心像素的部分向量之和，则被记为和向量 $\overrightarrow{C_c}$，被称为伴随收缩向量，也可通过式(4-12) 和式(4-13) 计算。

$$
\begin{cases}
\overrightarrow{l_c} = p_c(\overrightarrow{L^*}) \times \dfrac{\overrightarrow{L^*}}{|\overrightarrow{L^*}|} \\
\overrightarrow{C_c} = \begin{bmatrix} 0 & -1 \\ 1 & 0 \end{bmatrix} \times p_e^T(\overrightarrow{L^*}) \times \dfrac{\overrightarrow{L^*}}{|\overrightarrow{L^*}|} \\
\overrightarrow{L^*} = \arg\max\limits_{\vec{L}}(p_e(\vec{L}))
\end{cases}
\tag{4-12}
$$

$$\begin{cases} p_e(\overrightarrow{L}) = \dfrac{1}{2}\sum_{k=1}^{8} |\overrightarrow{r_k}| \cdot \cos\theta_{<\overrightarrow{r_k},\overrightarrow{L}>} \cdot \left[1 - \dfrac{\left| |\overrightarrow{OA^{(k)}}| - |\overrightarrow{OB^{(k)}}| \right|}{|\overrightarrow{OA^{(k)}}| - |\overrightarrow{OB^{(k)}}|}\right] \\ p_c^T(\overrightarrow{L}) = \dfrac{1}{2}\sum_{k=1}^{8} |\overrightarrow{r_k}| \cdot \sin\theta_{<\overrightarrow{r_k},\overrightarrow{L}>} \cdot \left[1 + \dfrac{\left| |\overrightarrow{OA^{(k)}}| - |\overrightarrow{OB^{(k)}}| \right|}{|\overrightarrow{OA^{(k)}}| - |\overrightarrow{OB^{(k)}}|}\right] \end{cases} \tag{4-13}$$

其中，$p_e(\vec{L})$ 表示所有在 $\vec{L}$ 上背离中心像素的投影向量的长度之和，当其最大化时，$\vec{L}$ 的方向被记为$\overrightarrow{L^*}$。$p_c^T(\vec{L})$ 则表示所有在 $\vec{C}$ 上朝向中心像素的投影向量的长度之和。$\theta_{<r_k,\ \vec{L}>} \in \left[0,\ \dfrac{\pi}{2}\right]$ 表示直线 $\vec{L}$。

基于以上讨论，给出下一个定义。

定义 5　各向异性形变分量对，记为$(\vec{l},\ \vec{C})$。由上述定义 3 和定义 4 所分解的两种形变状态下的形变分量，可组合成各向异性形变分量对用以通用描述不同形变状态下像素局部邻域内符合泊松效应的主形变与伴随形变。其中，各向异性形变分量对第一分量可通过式(4-14) 计算。

$$\vec{l} = \begin{cases} \overrightarrow{l_c}，\text{收缩状态下} \\ \overrightarrow{l_e}，\text{拉伸状态下} \end{cases} \tag{4-14}$$

第二分量 $\vec{C}$ 可通过式(4-15) 计算。

$$\vec{C} = \begin{cases} \overrightarrow{c_e}，\text{收缩状态下} \\ \overrightarrow{c_c}，\text{拉伸状态下} \end{cases} \tag{4-15}$$

图 4-23 所示的邻域相对形变向量场所分解的各向异性形变分量对如图 4-26所示。

定义 6　图像 I 中所有像素对应的向异性形变分量对第一分量组成的向量场称为主形变向量场，记为 $F^{(\mathrm{MD})}$。图像I中所有像素对应的向异性形变分量对第二分量组成的向量场称为伴随形变向量场，记为 $F^{(\mathrm{AD})}$。

根据定义 6 可计算，理想弹性纤维模型所对应的主形变向量场及伴随形变向量场如图 4-27 所示。其中主形变向量场 $F^{(\mathrm{MD})}$ 与纤维排列的长轴方向一致，而伴随形变向量场 $F^{(\mathrm{AD})}$ 与纤维横轴方向接近。

4.2.3　基于泊松正交矢量对的心肌纤维特性提取的实现

基于理想弹性纤维模型的探索，tMR 图像中活体心肌纤维分析也采用类似的方法，本节主要是描述基于泊松对的心肌纤维特性提取方法的实现，所涉及

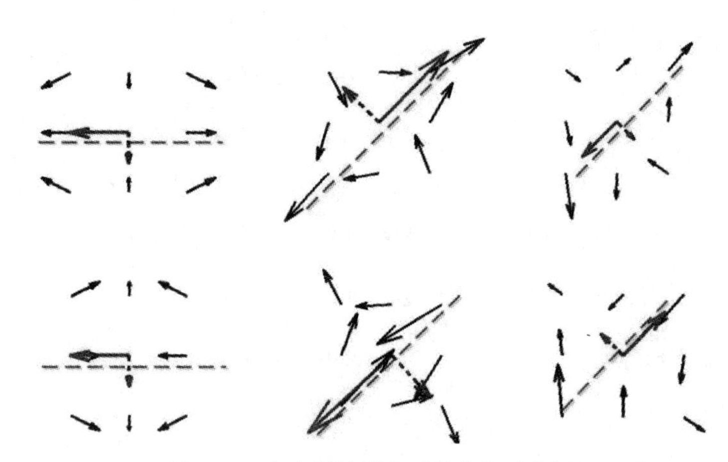

图 4-26　各向异性形变对的分解示意图

注：外围的 8 个箭头表示每个像素邻域相对形变向量；中间的虚线表示纤维在中心像素点的局部长轴走行方向；过中心像素的实线箭头和过中心像素的虚线箭头分别表示所分解得出的各向异性形变对的第一、第二向量方向。

的关键技术如下。

(1) 基于 SinMod 模型的心肌形变位移场的获取

SinMod 模型是一种基于相位和频率计算的形变位移分析方法，它能很好地适应标记线扭曲、衰退问题以及噪声环境。本阶段中拟采用该模型对 tMR 图像中的相邻相位的两帧进行形变位移分析。由于 tMR 图像的标记线是若干个正交方向的直线，其分布具有显著的周期性，因此可将当前帧中各像素的局部灰度分布用相应频率正弦波的波前进行叠加，其中每个正弦波都沿着图像平面内与相应标记线垂直的方向传播。通过对图像的傅立叶频谱进行分析，可求得各方向正弦波的中心频率及传播过程中相位的变化。根据所建正弦波叠加模型，当前帧位于该像素位置的心肌点到下一时刻帧的图像平面内的形变位移，就等于所有局部正弦波在这段时间内传播位移的矢量和。由此，对当前帧所有像素点都进行上述建模分析，可得相应的形变位移场，其具体方法已在第 2 节中详细阐明。

在不同状态下，基于 SinMod 模型对心脏的 tMR 图像的形变进行跟踪，所得到的形变向量场如图 4-28 所示。

所对应的主形变向量场如图 4-29 所示。主形变向量场的方向在心跳过程中的不同时刻动态变化。该向量场中大部分的向量沿着心肌圆周螺旋分布，这

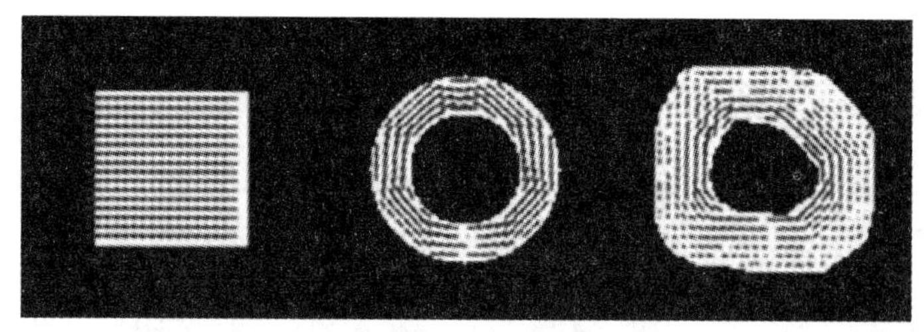

（a）收缩状态的主形变向量场

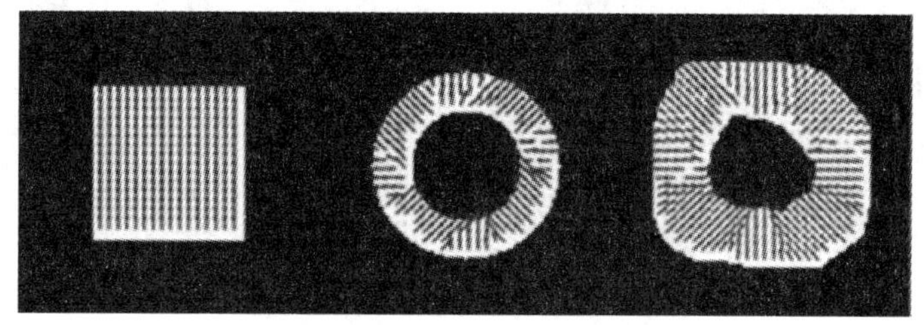

（b）收缩状态的伴随形变向量场

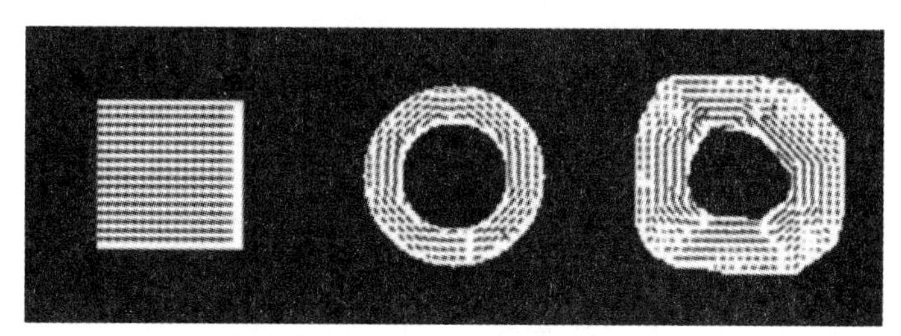

（c）拉伸状态的主形变向量场

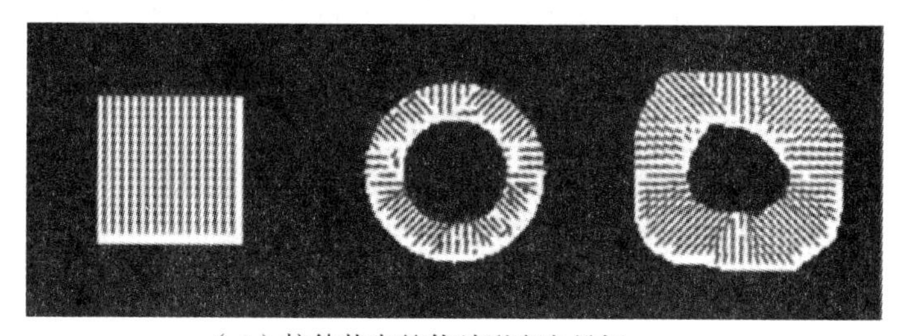

（d）拉伸状态的伴随形变向量场

图 4-27 各状态下的主形变向量场与伴随性变向量场

注：每个子图中从左到右对应条状、环形、不规则环形的理想模型。

与心肌纤维的解剖模型相符合。然而，其中部分向量不符合这种分布趋势，主要原因是心肌纤维在空间中动态扭曲并不能完全反映在一个心脏平面上。

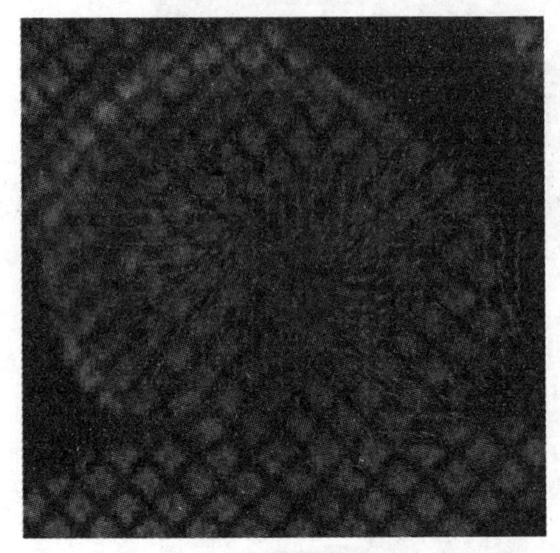
（a）收缩期

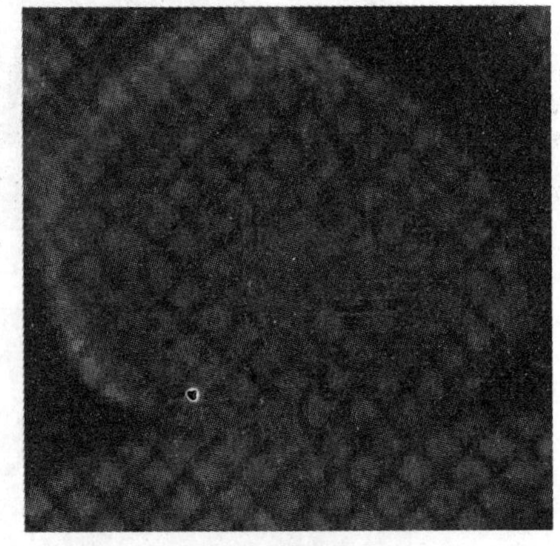
（b）舒张期

图 4-28　同一 tMR 图像在心跳周期中的不同阶段的形变向量场

(2) 基于心肌形变位移场的泊松正交矢量对的分解

通过 SinMod 模型所获取的心肌点形变位移场矢量，是一种由多种因素共同作用形成的合成矢量，其中包括纤维自主收缩或舒张的形变，还含有周围组织环境之间的牵扯导致的形变等，因此该合成矢量与心肌纤维的内在结构并无直接相关性，也并不符合局部泊松效应所具有的显著的各向异性特征。

因此通过形变分解分离形变位移矢量中的自主形变分量，分析其各向异性的特征，是建立各向异性形变模型的基本思路。该过程分为如下两个步骤(具体方法详见第 3 节)：

①局部相对形变场的分解。为了分解代表纤维自主收缩或舒张的自主形变分量，首先在像素局部形变矢量间进行矢量差分，消除由相邻组织相互作用导致的同步形变，分解出局部相对形变场。

②自主形变分量的分解。独立纤维在舒张(收缩)时，沿其长轴方向其拉伸(缩短)程度最大，同时在其横截面方向纤维也会具有明显的变细(变粗)的现象即泊松效应，这使得纤维形变具有显著的各向异性特点。由此，本课题拟采用空间直线多方向投影法，获取相对形变场中投影形变距离和最大的形变投影矢量(若为纤维舒张状态，则该投影形变应远离邻域中心点方向，而若为纤维收缩状态，则该投影形变应朝向邻域中心点方向)作为纤维在其长轴方向自主形变分量，记为 $\vec{l}$ ；选择与 $\vec{l}$ 正交的直线方向，将相对形变场中的形变空间

矢量向其投影，求得与 $\vec{l}$ 反向形变(若为纤维舒张状态，则该投影形变应朝向邻域中心点方向，而若为纤维收缩状态，则该投影形变应远离邻域中心点方向)的投影合矢量作为纤维横截面方向的自主形变分量，记为 $\vec{l^T}$。由此构建该像素的局部形变各向异性模型为一空间矢量对 $(\vec{l},\ \vec{l^T})$。

(3)基于局部形变各向异性模型的活体心肌纤维特性提取

心肌形变的各向异性与心肌纤维的多种特性有着密切的关系，由此可实现不同活体心肌纤维特性的提取。

①基于各向异性模型的活体心肌纤维走行方向的描述与提取。在所建立的各向异性形变模型中，其自主形变矢量对的第一分量 $\vec{l}$ 对应自主形变最剧烈的方向，该分量的空间方向通常被认为与纤维走行的长轴方向一致。因此可用分量 $\vec{l}$ 的单位方向矢量描述心肌纤维局部走行方向。由此可建立纤维长轴自主形变方向场用于描述活体心肌纤维的全局空间走行方向。

为了验证主形变向量场与心肌纤维结构的联系，本书实验中将其与 DT-MR 成像中弥散张量主特征向量场进行比较。这是因为 DT-MR 图像是大家熟知的且能够准确地重建心肌纤维走行结构。相比较的 tMR 与 DT-MR 均获取于同一犬心脏。由于 DT-MR 图像只能离体获取，当心脏停止跳动时，心肌壁会处于一种自然松弛的状态，这与在心跳周期中收缩中期的 tMR 图像中的心肌状态比较接近。收缩中期的 tMR 所对应的规一化后的主形变向量场如图 4-29(a)所示，可以看出其绕圆周螺旋排列的趋势更加明显。图 4-29(b)所示的是与图 4-29(a)在同一心脏断面的规一化弥散张量主特征向量场(弥散张量主特征向量场是通过 Chang 提供的 Matlab Central 工具箱计算的)。为了能够更加直观地比较，图 4-29(b)中 DT-MR 图像经过了缩放、旋转使之处于与图 4-29(a)更加接近的位置。可以看出，这两个向量场具有非常接近的向量方向。

②基于各向异性模型的局部活体心肌纤维泊松比的描述与提取。材料力学的基础研究表明，可用多种弹性参数来量化材料的弹性特性，其中泊松比是一种重要的弹性参数，它描述了材料横向形变与纵向形变程度之比，常常通过物理实验来测定。一般弹性紧实的材料其泊松比较小，而弹性松弛的材料其泊松比较大。由于活体心肌纤维是一种特殊的弹性材料，它具有各向异性结构与自主形变的能力，类比于上述泊松比的定义，可用式(4-16)描述的比值来计算活体局部心肌纤维泊松比 PR^a，即纤维在横截面上的局部自主形变程度与沿长轴

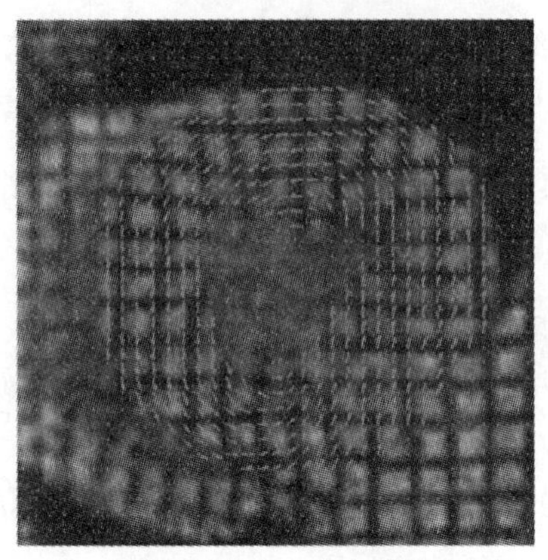

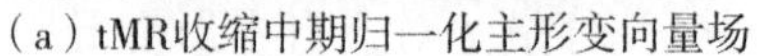

（a）tMR收缩中期归一化主形变向量场

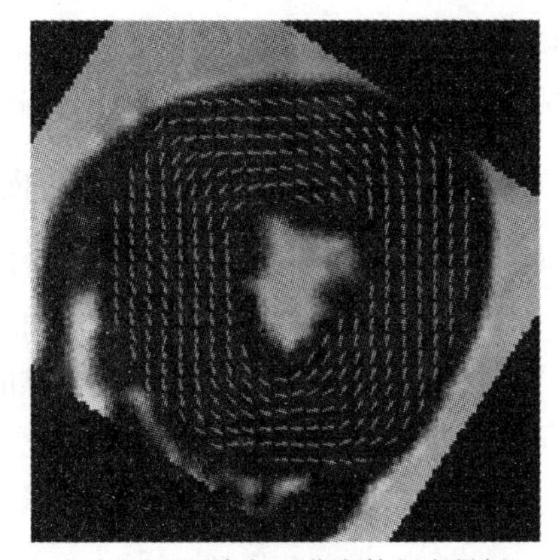

（b）DT-MR中归一化主特征向量场

图 4-29　两种向量场的比较(两种图像来自同一犬心脏)

方向上的局部自主形变程度之比。

$$\mathrm{PR}^a = \frac{|\vec{l^T}|}{|\vec{l}|} \tag{4-16}$$

泊松比是一种固有的弹性特征，其大小决定于材料的内在结构。一般的，强壮的心肌纤维具有比较紧实的弹性结构，通常对应比较小的泊松比。相反的，弱的心肌纤维由于具有比较松散的弹性结构，通常对应比较大的泊松比。并且心肌纤维是一种能够自主形变的各向异性组织，它的泊松比会随着在心脏跳动过程中心肌物理微观结构的改变而动态变化。在心跳周期中，心肌纤维在收缩和舒张状态周期性改变。当这两种状态进行交替时，临界状态通常发生在舒张或收缩中期。当在状态交替时刻，心肌纤维无弹性张力，心肌结构恢复到自然松弛状。因此，此时的泊松比，记为 $P_r^{(\mathrm{MID})}$ ，是与心肌纤维自然特性最接近的特征值，用其评估心肌功能相对准确。

4.3　基于孪生卷积神经网络的特征相似性度量

胶囊内镜在经过并拍摄人体整个消化道各部位的过程中，会产生数万张胶囊内镜图像数据，医生需要逐张查看这些图像从而对患者的病情进行诊断，这是一项耗时、繁重的工作。在胶囊内镜序列图像中，由于消化道蠕动较慢，胶囊内镜可能会较长时间停留在同一位置拍摄多帧图像，这些图像非常相似，会产生大量的冗余信息。因此胶囊内镜冗余图像自动筛查对缩短医生的阅片时间具有重要的意义。

要实现冗余图像的筛查，关键就是判断序列的相邻帧间是否相似。本节中将主要探讨如何利用深度学习模型中卷积神经网络强大的特征学习能力来实现胶囊内镜序列图像中相邻图像的相似性度量。

4.3.1 基于孪生网络(siamese network)的相似度计算

根据卷积神经网络(convolutional neural networks，CNN)原理，不难发现深度学习与传统机器学习的主要不同之处：以往在机器学习用于图像分类任务时，描述样本的特征通常需由人类专家来设计，这称为“特征工程”，特征的好坏对泛化性能有至关重要的影响，人类专家设计好的特征也并非易事；深度学习能够通过多层处理，逐渐将初始的“低层”特征表示转化为“高层”特征表示并自动地进行“特征学习”(或称“表示学习”)，从而产生有利于现实图像分类任务的好特征。

有了 CNN 进行自动的特征提取，特征间的相似度计算则可以通过孪生网络来实现。孪生网络有两个输入，通过一组映射函数将两个输入映射到目标空间，这样可在目标空间中进行相似度度量。孪生网络的并行分支可以是相同的网络结构，当并行分支使用的是 CNN 时被称为孪生卷积神经网络(siamese convolutional neural network)。

分支为 CNN 的孪生网络结构如图 4-30 所示。孪生 CNN 的分支由两个结构

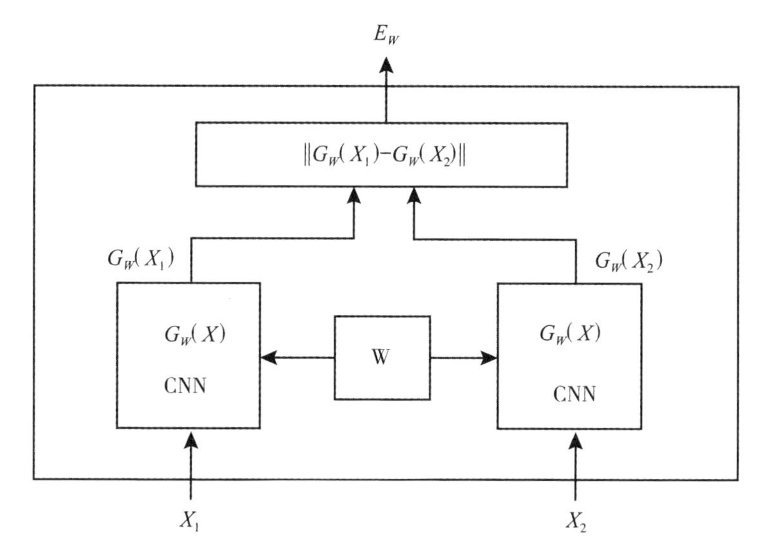

图 4-30 分支为 CNN 的孪生网络

相同的 CNN 组成，且这两个 CNN 具有一模一样的权重，即共享权值 W。两个输入图像信号 X_1 和 X_2 分别经过两个共享权值的并行 CNN 网络，设卷积神经网络映射函数为 $G_W(X)$，利用此映射函数将输入信号映射到特征空间得到 $G_W(X_1)$ 和 $G_W(X_2)$，使用某种相似性度量方式对特征 $G_W(X_1)$ 和 $G_W(X_2)$ 进行相似度 E_W 的计算。

4.3.2　孪生网络的构造

本节使用经典的卷积神经网络 VGG-16(模型的具体结构可见附件)作为孪生网络的分支网络，构建了如图 4-31 所示的孪生卷积神经网络结构 Siam_CNN 来对胶囊内镜序列图像进行相似性度量。

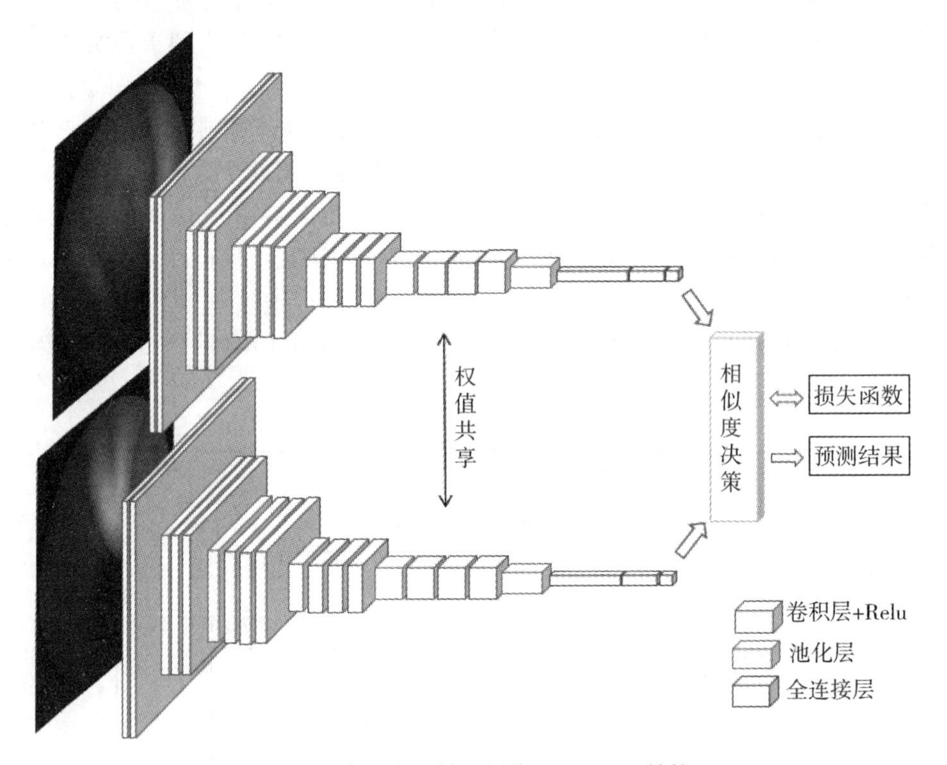

图 4-31　孪生卷积神经网络 Siam_CNN 结构

Siam_CNN 结构的主体由两个结构完全相同的 VGG-16 网络分支并行构成，两个分支的卷积神经网络权重也是一样的，即分支间权值共享。Siam_CNN 的每个分支网络含有 13 个卷积层，用于提取特征，不同的层次提取不同深度的特征，第一次卷积可以提取出低层次的特征，如胶囊内镜图像颜色、纹理等局部信息，随着卷积层数的不断增加，提取到的特征就会越来越抽象。图 4-32 为输入图像及其在前五个卷积层提取到的特征图，由于篇幅原因书中仅展示每个卷积层提取的前 25 个特征图。从可视化的各层特征图中可以看出，特征是在不断被提取和压缩的，随着卷积层数的增加，可以学习到越来越多隐藏的特征，最后提取到较高层次的特征。

进一步的，还可以将相同尺寸的特征图进行加性融合，比如将对应特征图进行组合相加，这样可以获得更加丰富的特征。

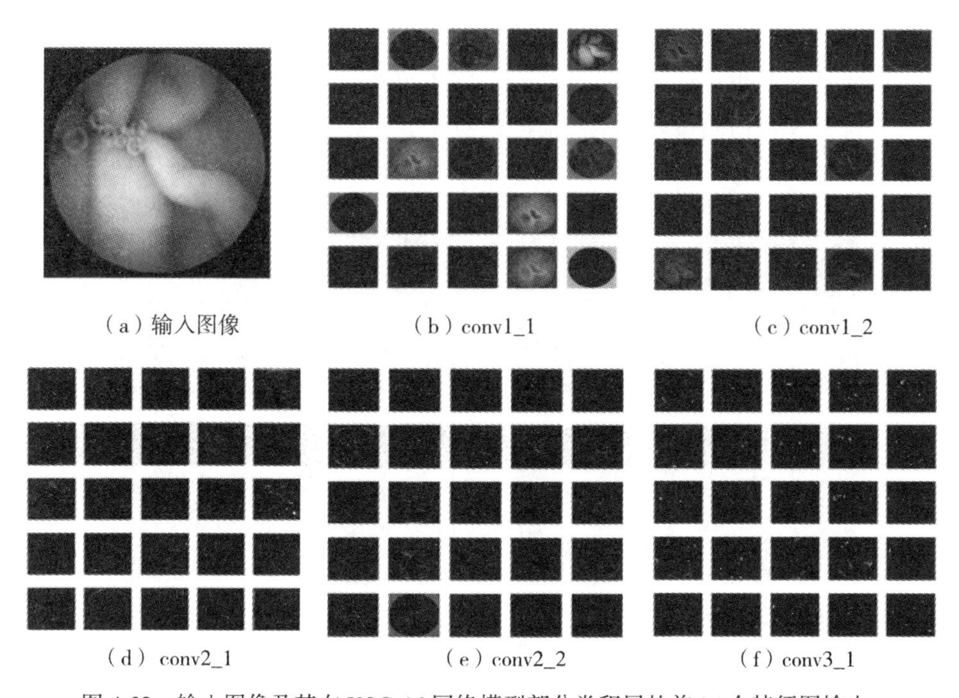

图 4-32 输入图像及其在 VGG-16 网络模型部分卷积层的前 25 个特征图输出

Siam_CNN 每个分支网络中紧跟着卷积层之后还有 3 个全连接层，用于计算每幅图像属于某些类别的可能性。比较两幅图像通过孪生分支网络的输出即计算它们的欧式距离 D_W，就可以进行相似性决策，决策的依据主要是若两幅图像都属于特定类别的可能性越大则它们越相似。

Siam_CNN 结构中的损失函数 L 采用的是对比损失函数，如式(4-17)所示。

$$L = \frac{1}{2N}\sum_{n=1}^{N} Y D_W^2 + (1 - Y)\max(m - D_W, 0)^2 \qquad (4\text{-}17)$$

其中，Siam_CNN 网络的训练数据集为 N 个图像对，每个图像对是否相似的标签为 Y，$Y = 0$ 表示图像对中两图像相似，$Y = 1$ 则表示图像对中两图像不相似，m 为判断两特征向量是否相似的欧式距离阈值。

在 Siam_CNN 网络训练过程中，通过不断地减小训练集损失函数 L，反向调整 Siam_CNN 网络的参数完成模型训练。在通过验证集进行评估后，就可以利用训练好的网络来进行未知胶囊内镜图像相似性的度量与判别了。

4.3.3　实验结果与分析

本节的数据集构建是从不同患者的原始图像序列中选取不同部位的图像段并人工标注为相似图像对与不相似图像对两类，各 10000 对，其中部分图像样例如图 4-33 所示。

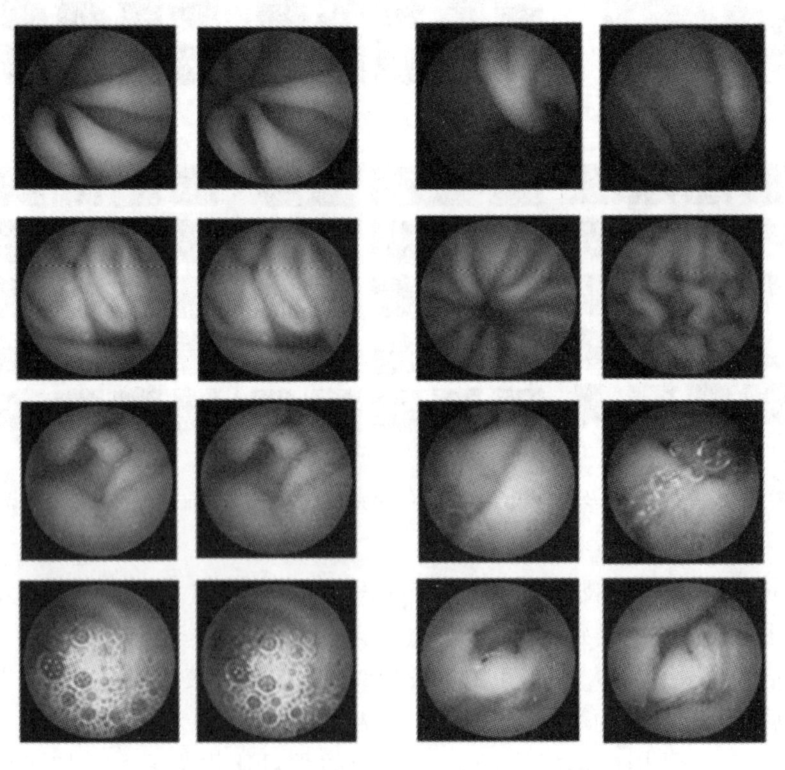

（a）相似图像对　　（b）不相似图像对

图 4-33　部分数据集样例

测试集的部分图像及识别结果如图 4-34 所示，其中外框(含图像编号区域)标记的是本节方法识别出的相似图像，而内框(不含图像编号区域)标记的是人工识别出的相似图像。

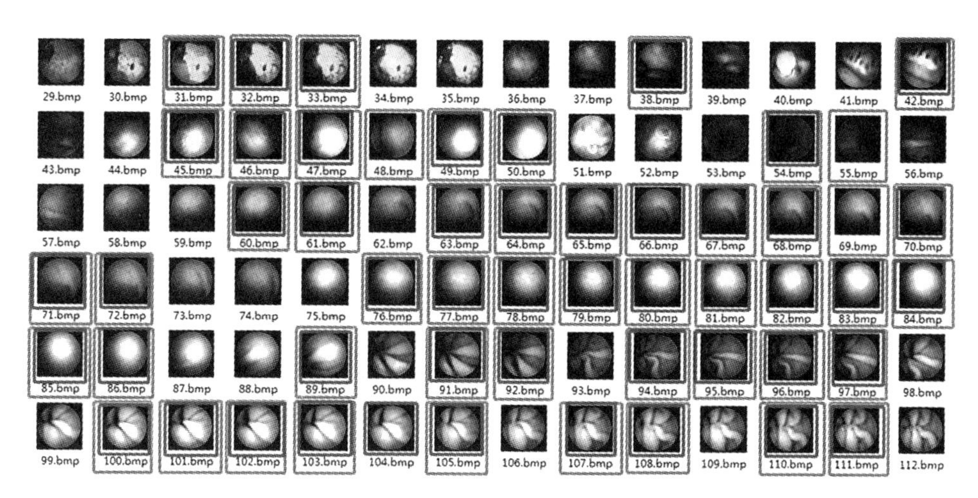

图 4-34　测试集部分图像及相似图像识别结果

上述实验结果表明本节方法基本能够识别出相似图像，但也存在一定的误差，如图中 55. bmp、69. bmp 为误删除的非相似图像，图中 104. bmp 为没有删除的相似图像。通过分析，这些相似性判别错误的图像大部分颜色偏暗，这也说明本节方法对相似图像的度量和判别效果可能会受到胶囊内镜拍摄亮度的影响。

实验中进一步对实验结果进行了统计分析，在测试集上的评估指标如表 4-1 所示。

表 4-1　**测试集上的评估指标**

	本书算法
冗余筛查率	减少 67%的图像帧数
准确率	92%
召回率	86%
*F*1 值	0. 89
误删率	7. 8%

若将所识别的胶囊内镜相似图像进行冗余去除，本节方法能够减少 67%的图像帧数，准确率可达 92%，同时召回率为 86%，准确率召回率两者调和平均($F1$ 值)为 0. 89，这说明本节方法在胶囊内镜相似图像的筛查中是比较有效的，但误删率为 7. 8%，实际运用中存在较大误删风险，还需要进一步减少误删率。

第 5 章　医学图像分类与识别

医学图像的分类与识别在计算机辅助诊断中有着重要的意义，通常在目标区域特征量化分析之后，利用分类技术对所获取的量化特征进行分类有助于病灶分级、肿瘤良恶性判别等计算辅助诊断的具体应用。

常用的医学图像分类与识别方法有阈值法、机器学习等，本章主要以染色体图像核型分类及胶囊内镜序列图像相似冗余图像识别来展开具体的方法阐述。

5.1　染色体图像核型分类

5.1.1　人类染色体的核型特征

核型是指个体或物种的染色体的构成，是染色体在有丝分裂中期的表现，包括染色体的大小、形态、数目，即细胞染色体在光学显微镜下所有可测定的表型特征的总称。核型分析对于研究种内或种间的核型变化、染色体的数量或结构的变异、生物的起源和进化以及鉴定染色体疾病等具有重要的意义。根据人类染色体的相对长度、着丝点的位置、G 带纹分布等信息，将体细胞中的染色体进行同源染色体配对，并按照编号依次排列即可构成染色体核型图。

人类体细胞分裂中期含有 23 对染色体，其中有 22 对染色体为常染色体，男性女性共同拥有，按照长度划分为 1~22 号染色体，第 23 对染色体为性染色体，男性女性的性染色体不同，女性为两条 X 性染色体，男性为一条 X 性染色体和一条 Y 性染色体，如图 5-1 所示。

国际上根据染色体的形态特征和带型位置将染色体分为 A~G 共七个组，如表 5-1 所示。

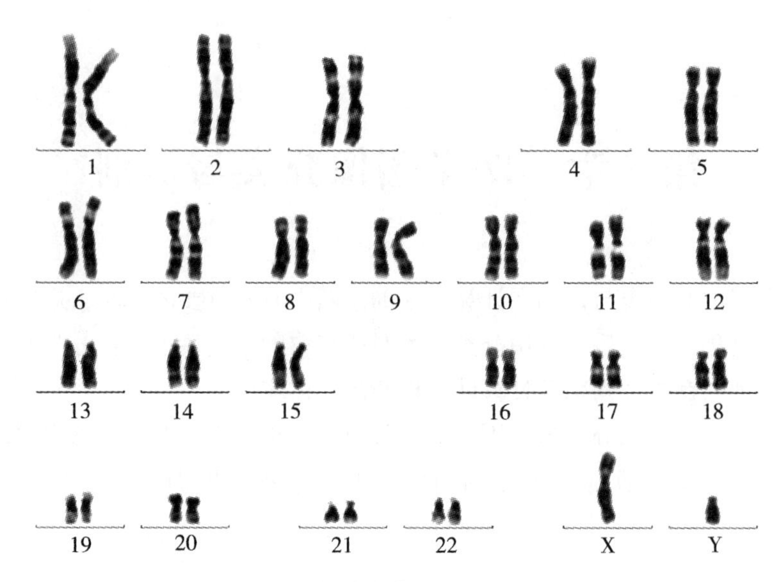

图 5-1　染色体核型图样本

表 5-1　**染色体分组**

组	染色体编号	染色体长度	着丝点位置
A	1~3	最长	中间，近中
B	4~5	长	近中
C	6~12 和 X	较长	近中
D	13~15	中	近端
E	16~18	较短	中间，近中
F	19~20	短	中间
G	21~22 和 Y	最短	近端

5.1.2　染色体核型分类方法

染色体核型的分类识别是染色体核型分析的前提，主要根据染色体的长度、着丝点指数以及带纹分布等特征进行分类。目前在机器学习领域已经有大量的分类方法应用，主要有决策树、贝叶斯分类器、神经网络、支持向量机、深度学习等分类方法，每一种分类方法都有各自的特点，选择分类方法时需要根据训练样本的数量、样本空间维度、特征是否独立以及系统速度性能等因素来考虑，根据实际情况设计合适的分类方法显得很有必要。

人类染色体种类较多，并且某些不同类的染色体之间的差异较小(如8号染色体和10号染色体)，单一的分类方法很难取得好的分类效果。根据染色体A~G组的分组依据，本节采用两级分类法，即先将染色体图像粗分为A~G共7个组，再将每组染色体细分为具体的核型，如图5-2所示。

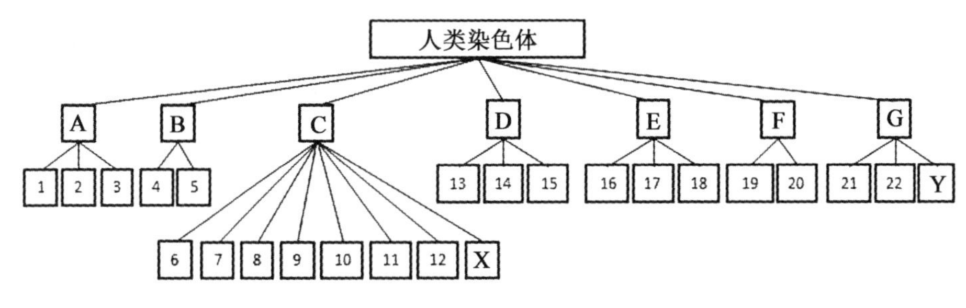

图5-2 二级分类过程

5.1.3 基于BP神经网络的染色体核型分组

在染色体一级分类任务中，极粗分为A~G组，本节采用BP神经网络分类器来完成此项分类任务，下面将具体介绍染色体BP神经网络分类模型的构建与训练。

(1)BP神经网络的基本原理

人工神经网络是由具有适应性的简单单元组成的广泛并行互连的网络，它的组织能够模拟生物神经系统对真实世界物体所作出的交互反应。神经网络为机器学习等许多问题提供了一条新的解决思路，目前已经被广泛用于模式识别、决策分析、组合优化等方面。

①M-P神经元模型。上述定义中的“简单单元”就是神经元模型，它是神经网络中最基本的成分。在生物神经网络中，每个神经元与其他神经元相连，当它“兴奋”时，就会向相连的神经元发送化学物质，从而改变这些神经元内的电位；如果某神经元的电位超过了一个“阈值”，那么它就会被激活，即“兴奋”起来，向其他神经元发送化学物质。M-P神经元模型将生物神经元的工作过程进行了抽象并建立了其数学模型，如图5-3所示。

在此模型中，神经元接收到来自n个其他神经元传递过来的输入信号x_1，

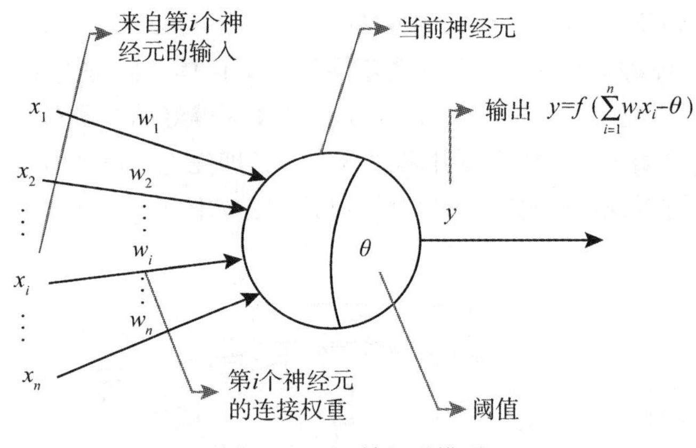

图 5-3　M-P 神经元模型

x_2，x_3，…，x_n，这些输入信号通过带权重 w_1，w_2，w_3，…，w_n 的连接进行传递，神经元接收到总输入值 $\sum_{i=1}^{n} w_i x_i$ 后将与神经元的阈值 θ 进行比较，然后通过“激活函数” f 处理以产生神经元的输出 y，计算公式如式(5-1)所示。

$$y = f\left(\sum_{i=1}^{n} w_i x_i - \theta\right) \tag{5-1}$$

这里“激活函数” f 常采用 Sigmoid 函数，其公式如式(5-2)所示，函数曲线如图 5-4 所示。该函数是连续可导的非线性函数，可提升神经元模型表示复杂的输入与输出映射关系的能力，同时将其输出值“挤压”到(0，1)，显然输出值越接近 1 神经元越接近“兴奋”状态，越接近 0 神经元越接近“抑制”状态。

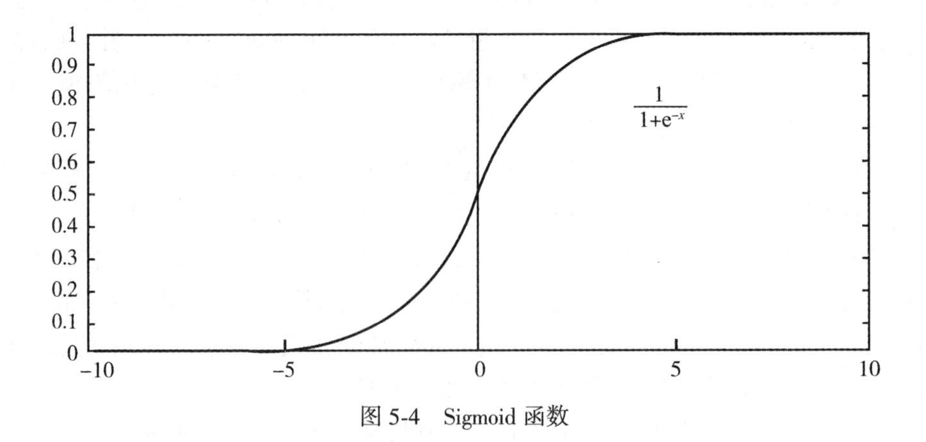

图 5-4　Sigmoid 函数

$$\text{Sigmoid}(x) = \frac{1}{1 + \mathrm{e}^{-x}} \tag{5-2}$$

②BP 神经网络。把许多单个神经元按一定的层次结构连接起来就得到了神经网络。图 5-5 所示的是常见的“多层前馈神经网络”，其中每层神经元与下一层神经元全互连，但神经元之间不存在同层连接及跨层连接；输入层神经元接受外界输入，隐层与输出层神经元对信号进行加工，最终结果由输出层神经元输出；输入层神经元仅接受输入，而隐层及输出层每个神经元均按照上述 M-P 神经元模型进行工作。故将隐层和输出层神经元称为功能神经元。

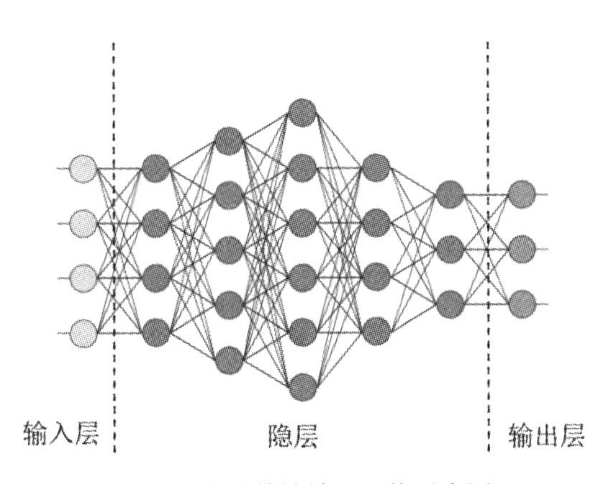

图 5-5　多层前馈神经网络示意图

神经网络的学习过程，就是根据训练数据来调整神经元之间的“连接权”以及每个功能神经元的阈值，使神经网络的输入输出具有需要的映射关系。换言之，神经网络“学”到的东西蕴涵在连接权及阈值中。

目前最成功的神经网络学习算法就是误差逆传播(back propagation，BP)算法，它最早是由 Werbos 在 1974 年提出的，之后 Rumelhart 等于 1985 年将 BP 学习算法进一步发展完善。实际应用中所使用的神经网络，大多是用 BP 算法完成训练的。一般的，用 BP 算法训练的神经网络(通常指多层前馈神经网络)被称为 BP 神经网络。①

BP 算法的学习过程由信号的正向传播与误差的逆向传播两个过程组成。正向传播时，某一个训练样本的特征信号由输入层接收，并传递给隐层进行处

① 实际上 BP 算法不仅可用于多层前馈神经网络，还可用于其他类型的神经网络。

理，最后传向输出层。在此过程中，依照式(5-1)正向逐层计算每个功能神经元(隐层及输出层神经元)的输出值，将其作为下一层神经元的输入，直至计算出输出层神经元的输出值。若输出层神经元未能得到期望的输出值，则转入误差的逆向传播阶段。误差逆向传播时，从输出层开始逆向计算误差函数 E 即神经元输出值与当前样本的实际标记值之间的误差平方和，如式(5-3)所示，其中 $\widehat{y_j}$ 为输出层第 j 个神经元的输出，y_j 为样本对应的实际标记值。

$$E = \frac{1}{2}\sum_{j=1}^{l}(\widehat{y_j} - y_j)^2 \tag{5-3}$$

根据 Delta 学习规则，在训练过程中不断修改网络的连接权值及阈值，使误差函数 E 最小化。具体方法是利用梯度下降策略，沿着误差函数 E 的负梯度方向逆向逐层修正权值及阈值。假设输出层第 j 个神经元与前一层隐含层中第 h 个神经元的连接权值为 w_{hj}，其修正公式如式(5-4)所示，其中 ε 为给定的步长(通常为一个较小的常数)，其他的权值及阈值的修正类似。

$$w_{hj} = w_{hj} + \Delta w_{hj}, \Delta w_{hj} = -\varepsilon \frac{\partial E}{\partial \Delta w_{hj}} \tag{5-4}$$

将训练样本逐一输入待训练的神经网络中进行信号的正向传播与误差的逆向修正，待所有的训练样本都完成这个过程后，神经网络就完成了一轮训练。如此周而复始反复迭代，若误差函数降低到期望的水平或训练次数达到上限则可结束训练，否则开始下一轮训练。上述 BP 算法的流程框图如图 5-6 所示。

(2)染色体 BP 神经网络分类模型的构建

BP 神经网络的结构跟分类任务的具体特点有关，比如用于分类的特征空间维数、分类类别数等。构建 BP 网络模型时，需要根据分类任务的特点设计输入层节点数、输出层节点数、隐含层节点数、隐含层数、激活函数、误差函数以及学习率等。下面根据染色体一级分类任务设计 BP 神经网络的具体结构。

①BP 神经网络输入层的节点数通常决定于分类特征空间维数，也就是特征向量的特征维数。在染色体核型一级分类阶段，输入特征向量为 3 个维度，包括染色体的长度、染色体面积、着丝点指数三个归一化特征，所组成的特征向量维数为 3，故输入层节点数为 3。

②BP 神经网络输出层的节点数，通常被设为分类的类别数。在染色体核型一级分类阶段，将染色体分为 A~G 共 7 个组，故输出层节点数为 7。

③隐含层数的选择没有确定的规则，一般来说网络层数越多，模型的预测

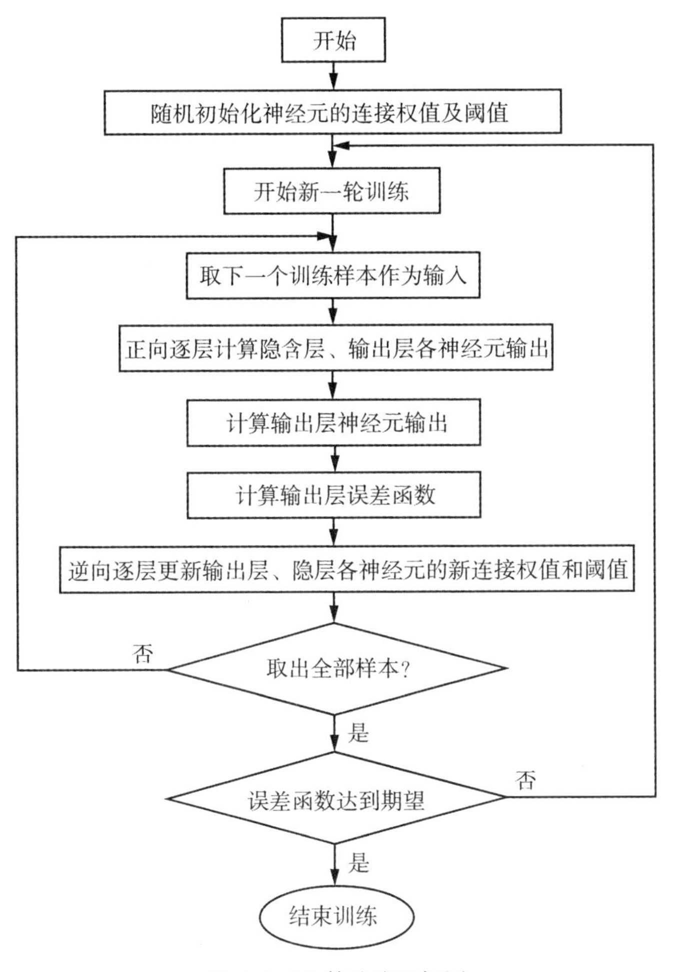

图 5-6 BP 算法流程框图

精度越高，但同时模型复杂度的增加也会加大训练的开销。考虑到样本的数量以及分类问题的复杂性，本节网络隐含层数设为 1 层。

④隐含层节点数的确定也并没有明确的规则，一般来说隐含层节点数的设置可以参考如式(5-5)至式(5-7)所示的范围。

$$l < n - 1 \tag{5-5}$$

$$l < \sqrt{(m + n)} + a \tag{5-6}$$

$$l = \log_2 a \tag{5-7}$$

其中 n 为输入层节点数，l 为隐含层节点数，m 为输出层节点数，a 为0 ~

10 之间的常数。隐含层的节点数可按照上述参考范围进行设置，最终通过实验结果来选取最合适的节点数。

⑤学习速率的设置也是神经网络模型中的一个重要参数，学习速率过小则网络计算量加大，收敛过慢，学习速率过大可能使网络产生震荡，不容易收敛。

⑥BP 神经网络的误差函数采用误差平方和函数。

(3) BP 神经网络模型的训练

从 25 幅染色体图像共 1150 条染色体中随机选取 80%的染色体图像特征数据作为训练样本，并对训练数据进行归一化处理，另外 20%的染色体图像作为测试样本，多次选取进行交叉验证。

由于隐含层节点数没有具体的设定规则，但其对于网络训练结果有较大影响，表 5-2 反映了不同隐含层节点数所构建的 BP 网络得到的不同的分类正确率，选择最高的分类正确率所对应的隐含层节点数 12 来构建最终的 BP 神经网络。因此，用于染色体核型一级分类实验的 BP 神经网络模型结构是 3-12-7，即输入层 3 个节点，隐含层 12 个节点，输出层 7 个节点。

表 5-2　**隐含层节点数对网络训练结果的影响**

网络结构	训练次数	分类正确率
3-5-7	321	0. 59
3-7-7	1250	0. 65
3-9-7	2289	0. 80
3-12-7	4531	0. 91
3-15-7	5528	0. 71
3-17-7	3420	0. 61

5. 1. 4　基于 k-means 的组内核型细分类

(1) k-means 算法原理

在众多的聚类算法中，K-means 是一种最经典、最为常用的基于划分的聚类算法，其原理简单，便于处理大量数据。该算法应用广泛，可用于客户行为聚类、新闻聚类等。

简单地说 K-means 就是在无任何监督信息的情况下将数据样本划分为簇的

一种方法，其基本思想是：对于给定的样本集，按照样本之间的距离大小将样本集划分为 K 个簇，并让簇内的样本分布尽量紧密，而让簇间的样本距离尽量大。

K-means 具体的算法步骤如下：

①输入样本集，并随机初始化 K 个簇的聚类中心。

②把每个样本划分到离它最近的聚类中心所属的簇。

③将每个簇中样本的平均值更新为新的聚类中心。

④计算每个样本到所属聚类中心的距离平方和，并将该值与上一次划分对应的值进行比较，如果变化小于给定的一个较小的阈值(或达到迭代次数的上限)，则停止划分；否则，返回②继续划分。样本到簇中心的距离平方和可用来度量簇内样本的相似程度，该值越小则说明簇内样本越相似，当该值降低到最小值时，可认为聚类效果最优。

⑤输出聚类结果。

通过上述迭代所得到的 K 个簇的划分中簇内样本的距离是最近的，也就是样本间是最相似的。

(2)染色体图像组内聚类

在利用 BP 神经网络完成了染色体一级分组之后，在组内分别进行 K-means 聚类完成进一步的二级细分。

在进行聚类时，染色体图像的特征向量可由相对长度、着丝点指数、相对面积、短臂带纹数目、长臂带纹数目共 5 个维度组成，仍使用欧氏距离作为特征向量距离度量方式。

5.1.5 实验结果与分析

采用上述方法对部分人类染色体数据进行核型分类，总分类准确率可达 93%。部分核型分类结果如图 5-7 所示(其中同一行为同一例人类染色体分类结果，每一例包含 46 条染色体。)。第 1 例和第 2 例人类染色体分别正确分类了 43 条和 42 条，各有 3 条和 4 条染色体没能正确分类。

根据观察发现，本节方法对 1~12 号以及 16 号人类染色体图像的核型分类准确率较高，13~15 号、17~22 号以及 Y 染色体的核型分类准确率较低。观察染色体核型图可以发现，长度越短或者形态弯曲的染色体，核型分类难度较大。

在核型分类中，所提取的特征好坏对分类的结果有着至关重要的影响。因此，为进一步分析特征提取的有效性，针对分类结果中分类错误的染色体样本

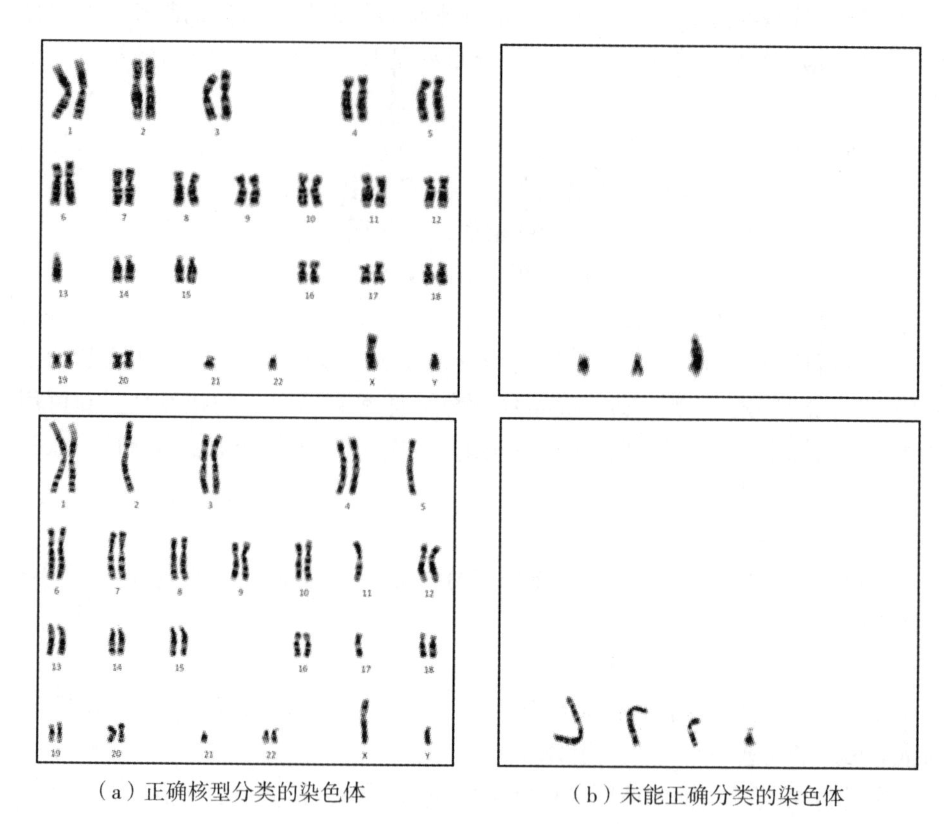

（a）正确核型分类的染色体　　（b）未能正确分类的染色体

图 5-7　部分人类染色体核型分类的结果

中较难分类的 13～22 号染色体，分别用中轴线长度、着丝点指数及带纹特征向量独立测试分类准确率，如表 5-3 所示。

表 5-3　**部分样本 13～22 号染色体的独立特征分类测试准确率**

正常运行率	13	14	15	16	17	18	19	20	21	22
中轴线长度	0. 96	0. 96	0. 95	0. 98	0. 96	0. 96	0. 93	0. 94	0. 63	0. 65
着丝点指数	0. 21	0. 32	0. 24	0. 88	0. 79	0. 78	0. 68	0. 67	0. 19	0. 18
带纹特征	0. 21	0. 32	0. 24	0. 78	0. 69	0. 70	0. 68	0. 67	0. 19	0. 18

分类结果显示，对于分类难度较大的 13～22 号部分染色体样本，中轴线长度对 13～20 号染色体分类准确率较高，而对 21～22 号染色体分类准确率较

低。随着染色体序号的增加，染色体长度有缩短的趋势，从中轴线长度核型分类结果可知，随着染色体长度的减小，分类有效性也逐渐减弱，特别对于末位常染色体以及Y染色体其中轴线长度较难区分核型。

由于末位常染色体以及Y染色体图像已经接近点状结构，基于距离变换的中轴线提取会有较大的误差，此时可直接用染色体区域中任两点的最远距离来近似表示染色体的长度。另外，弯曲程度较大的染色体，中轴线也提取得不太准确，可以通过切割染色体曲率最大的地方来分段计算染色体长度。

着丝点指数核型分类情况显示，13~15号和21~22号染色体的核型分类效果较差。观察染色体核型图以及染色体分组表可知，13~15号、21~22号染色体为近端着丝点染色体，其图像轮廓在着丝点处结构较为复杂，这可能使得中轴线的垂线与轮廓的交点异常，由此导致着丝点定位偏差。

实验结果进一步显示，中轴线的提取与着丝点定位对带纹特征量化有着相应的影响，此时13~15号和21~22号染色体的核型分类效果也较差。提高中轴线提取和着丝点定位方法的准确性后，会使得所提取的带纹特征获得较好的核型分类效果。

5.2 基于迁移学习的胶囊内镜气泡帧的分类识别

为提高其临床诊断效率，利用计算机自动检测原始视频中无诊断意义的视频帧是一项重要工作。在这些无用视频帧中，较为典型的是包含大量气泡的视频帧，可占原始视频(包含数万张视频帧)的20%左右。

目前最有代表性的研究方法是根据气泡的颜色、纹理和形状特征来对其进行识别，本节初步尝试了利用深度学习中的经典卷积神经网络模型进行迁移学习来分类识别气泡帧，下面进行相应的描述。

5.2.1 迁移学习的基本概念

自2012年AlexNet网络获得ImageNet冠军后，深度学习成为计算机视觉领域的研究热点，颠覆了传统的计算机视觉方法，在图像分类等任务中取得了突破性的进展。在医学图像分析中，深度学习也开始得到一些初步的应用，但是深度学习的模型结构复杂，通常需要庞大的训练集才能完成模型的训练，而医学图像领域中图像数据的获取比较困难，通常情况下所构造的医学图像训练集的规模不足以训练深度学习模型，那么借助自然图像视觉任务的深度学习成果来进行医学图像类似任务的迁移学习，是解决上述问题的有效途径之一。

迁移学习顾名思义就是将从一项任务中学习到的能力迁移到另一项任务中，类似于人类学习中的“举一反三”的能力。对于机器学习来说，进行迁移学习就是利用虚拟数据来进行学习，所得模型对目标任务进行一些调整即可应用。这好比让机器“站在了巨人”的肩膀上，对于提高学习模型的能力有很大帮助。例如，在进行机器翻译时，将中文转英文的模型迁移到中文转德文、中文转法文的任务中；在文本分析中，将传统的新闻文本的分析模型迁移到新型社交媒体、法律文书文本分析的任务中；在计算机视觉任务中，将自然图像的分类迁移到一些专业图像比如医学图像、航拍图像的分类任务中等。

5.2.2　迁移学习在胶囊内镜气泡帧的分类识别中的具体应用

ImageNet 是一个大规模的自然图像数据集，共有约 1500 万幅图像，包含 1000 种类别及其类别标记，可用于训练复杂的深度学习模型来完成自然图像的分类任务。而本节实验中目前所采集的胶囊内镜的图像数据比较有限，在一些气泡帧的分类标记也需要依据专业的消化内科检查医师来进行人工分类，若要用深度学习的方法来进行气泡帧的识别，已有的数据集规模显然不足。虽然胶囊内镜图像数据与自然图像的 ImageNet 数据的空间遵循不同的数据分布，但如果能将深度学习模型在 ImageNet 数据集中学习到的图像分类的知识迁移到胶囊内镜气泡帧分类的任务中，那么就可以避免训练数据不足或者昂贵的数据标签工作。同时，模型不需要从零开始训练，能大大缩短复杂模型训练时长，提高模型的学习效率。

本节中具体的迁移方法采用的是模型迁移，即把源域上预训练完成的模型中的一部分应用到目标域任务的模型上，然后在预训练好的模型结构和参数的基础上再针对目标域任务进行模型参数的微调。模型微调有多种方案，采用哪种方案将预训练模型使用在目标域任务上是根据目标域数据集的大小、源域数据集和目标域数据集之间的相似度共同决定的，具体微调方案有以下几种：

方案 1：当目标域数据集小且其与源域数据集相似度较高时，只需要微调深度神经网络模型中的输出层，其他层权重可不变。

方案 2：当目标域数据集小且其与源域数据集相似度不高时，冻结预训练模型的低层权重，对较高层重新训练微调权重。

方案 3：当目标域数据集大且其与源域数据集相似度不高时，只用预训练模型的网络结构，根据目标域数据集重新训练整个网络参数。

方案 4：当目标域数据集大且其与源域数据集相似度较高时，保留预训练模型结构和网络参数。

本节中选用的预训练模型均是在 ImageNet 上完成预训练的，并用于该数据上的图像分类任务。迁移学习的源域为 ImageNet，其数据规模巨大，约 1500 万张图像数据；而目标域为胶囊内镜图像(包含气泡图像)数据集，仅包含约 1 万帧。比较两数据集可知，ImageNet 的图像数据属于自然图像，而胶囊内镜图像是特殊的医学图像，其像素值特征分布有较大的差异，同时，胶囊内镜图像数据集规模较小。因此需采用上述第二种微调方案来进行迁移学习，即若模型选用卷积神经网络，则属于微调方案的第二种，调参过程中不能仅仅只微调训练修改的全连接层，还需要重新训练卷积层参数，才能更好地实现由 ImageNet 到训练模型的迁移应用。

迁移学习的过程如图 5-8 所示，具体分为下列步骤：

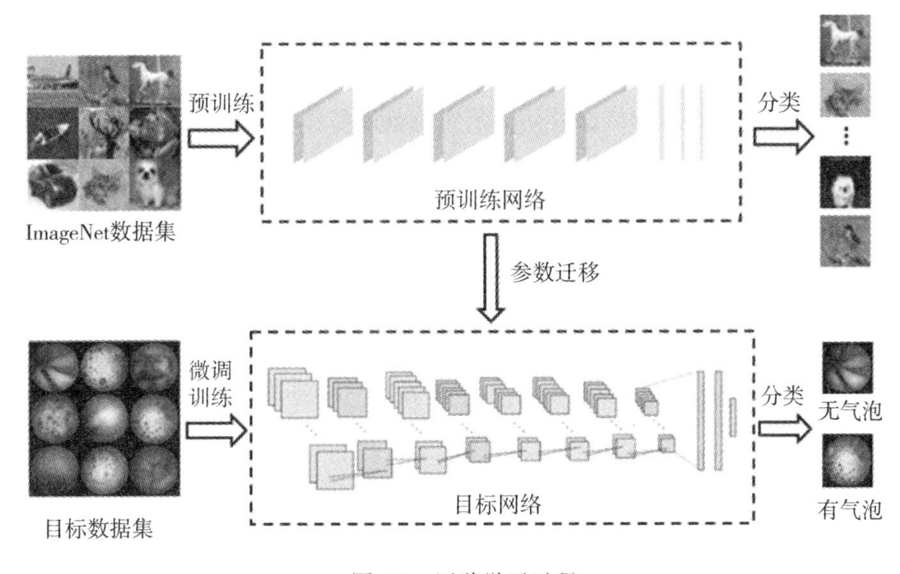

图 5-8　迁移学习过程

Step 1：选择合适的预训练模型。胶囊内镜气泡帧识别的目标任务是一个图像分类的任务，因此本节迁移学习中选择同样用于图像分类的经典模型作为预训练模型，如 AlexNet(下面的步骤也以 AlexNet 作为预训练模型为例)；

Step 2：调整预训练模型结构使其适应于目标任务。AlexNet 是在 ImageNet 数据集上进行训练，完成 1000 类图像的分类任务，而目标任务胶囊内镜气泡帧识别是一个二分类任务，因此要将原有的 AlexNet 模型最后一层全连接层由

1000 个神经元输出，修改为 2 个神经元输出，以便完成有无气泡的二分类的目标任务；

Step 3：确定需要微调参数的网络层。根据源域与目标域的规模及相似性分析，本节迁移学习中将选择微调所有层的参数，并为不同层设置不同的学习率(修改后的全连接层需要进行重点学习，对应的学习率设置较高)；

Step 4：将在 ImageNet 上预训练 AlexNet 模型的参数作为目标模型的初始参数(被修改的全连接层的参数随机初始化)，然后再在目标域数据集中重新训练目标模型。

在 ImageNet 竞赛中取得冠军的经典图像分类模型 GoogLeNet 和 ResNet 也进行了迁移学习，以用于胶囊内镜气泡帧的识别，其方法与上述 AlexNet 模型的迁移学习类似。

5.2.3　实验结果与分析

实验中所使用的图像数据收集于某医院临床数据，将胶囊内镜数据集中的图像大小处理为 240×240，对训练集数据通过随机翻转等方式进行数据增强和归一化，测试集数据只做归一化处理。

实验过程中，为了实现对 AlexNet、GoogLeNet、ResNet_18 及 ResNet_34 四种(这四种模型的具体结构可见附件)不同迁移学习模型学习效果的比较，在模型训练时均使用相同的超参数，其中 Batchsize① 设为 128，优化算法使用 SGD，最后一个全连接层学习速率设为 0.001，其他层学习速率设为 0.0001，学习率衰减因子设为 0.9，每 20 个 Epoch② 更新一次学习率。

训练过程中，每个模型的气泡帧识别正确率变化和损失变化曲线如图 5-9 所示。随着训练次数的变化，各个模型训练的正确率不断上升，训练 50 个 Epoch 后基本趋于稳定，这四个模型的训练集正确率均在 96%以上。AlexNet 和 GoogLeNet 的损失函数值在 0.1 左右，ResNet 的损失函数值趋于 0.05。上述结果说明经典卷积神经网络模型的迁移学习能够适用于胶囊内镜气泡图像的识别。

在这四种模型中 ResNet 在训练集和验证集上均比 GoogLeNet 和 AlexNet 模型有更高的正确率和更低的损失函数值，且拥有更多层数的 ResNet_34 的效果

① 每次输入模型的数据集数量。

② 一个 Epoch 为使用全部训练集对模型进行一次完整训练。

好于 ResNet_18。因此可初步认为微调后的 ResNet_34 模型最适合迁移到胶囊内镜气泡图像的识别任务中。

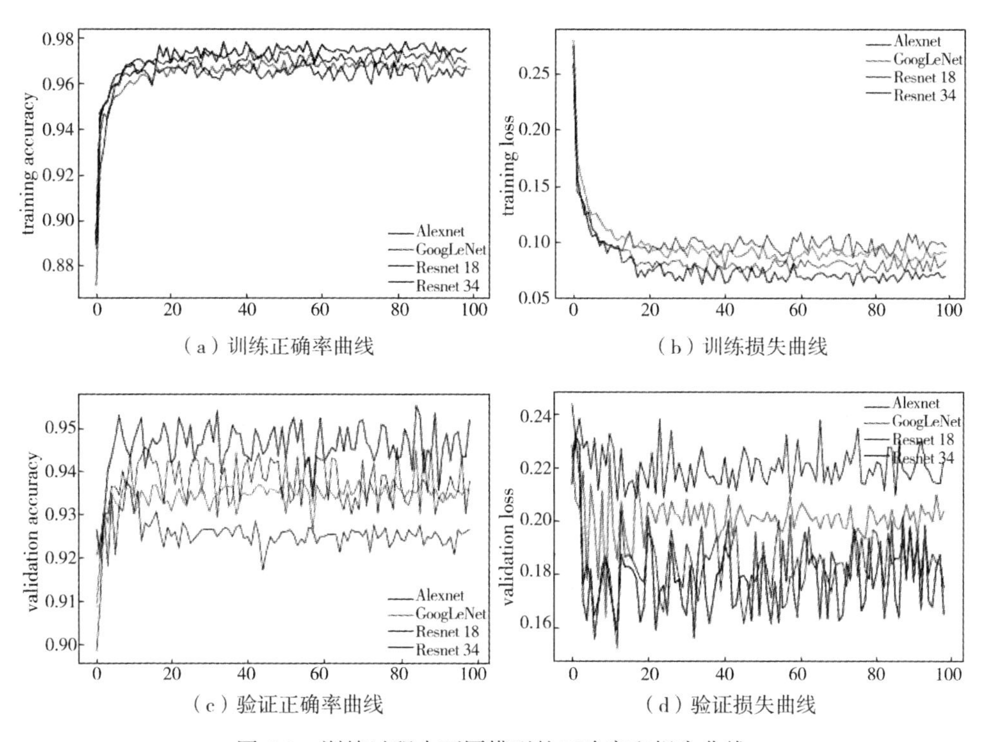

（a）训练正确率曲线　（b）训练损失曲线

（c）验证正确率曲线　（d）验证损失曲线

图 5-9　训练过程中不同模型的正确率和损失曲线

为研究对比这四个网络模型的泛化能力,① 将测试集输入训练后的模型中，用测试集的分类效果来估计模型在实际使用时的泛化能力。测试集上四种模型的性能指标结果见表 5-4。从表中可以看出，这四种模型微调训练后均能较好地对气泡图像进行分类，微调后的 ResNet 网络模型相比于 AlexNet 和 GoogLeNet 模型效果更好，其中 ResNet_18 对气泡的分类具有更高的召回率，但 ResNet_34 整体分类性能稍好，这说明 ResNet 在胶囊内镜气泡图像筛查问题上具有更好的泛化能力，因此可将微调后的 ResNet_34 作为胶囊内镜气泡识别的最终模型用于具体的实践应用。

① 泛化能力是指算法对新鲜样本的适应能力，泛化能力较好的模型不仅在已知数据(训练集)上表现良好，而且对于未知数据(测试集)也表现良好。

表 5-4　**不同模型测试结果对比**

	Precision	Recall	*F*1	Accuracy
AlexNet	85. 09%	80. 13%	82. 53%	89. 42%
GoogLeNet	88. 36%	79. 56%	83. 73%	90. 92%
ResNet_18	90. 52%	86. 61%	88. 52%	93. 15%
ResNet_34	92. 34%	85. 79%	88. 94%	94. 32%

参考文献

[1]罗述谦，周果宏．医学图像处理与分析(第二版)[M]. 北京：科学出版社，2016.

[2]董育宁，刘天亮，等．医学图像处理理论与应用[M]. 南京：东南大学出版社，2020.

[3]高随祥，文新，马艳军，等．深度学习导论与应用实践[M]. 北京：清华大学出版社，2019.

[4]周志华．机器学习[M]. 北京：清华大学出版社，2016.

[5] Huang X. , M. Ding, T. Xu, et al. New coarse region segmentation used in computer-aided diagnosis of liver cancer from ultrasound images. in: Proc. of SPIE. Wuhan: SPIE, 2007. 67890K1-67890K8.

[6] Shimizu A. , T. Kawamura, H. Kobatake. Proposal of computer-aided detection system for three dimensional CT images of liver cancer. in: International Congress Series. Nara: Elsevier, 2005. 1157-1162.

[7] Bottino D. , R. Penland, A. Stamps, et al. Preclinical cardiac safety assessment of pharmaceutical compounds using an integrated systems-based computer model of the heart. Progress in biophysics and molecular biology, 2006, 90(1-3): 414-443.

[8] Gilard M. , P. Pennec, J. Cornily, et al. Multi-slice computer tomography of left ventricular function with automated analysis software in comparison with conventional ventriculography [J]. European journal of Radiology, 2006, 59 (2): 270-275.

[9] Firmino M, Morais A H, Mendoça R M, et al. Computer-aided detection system for lung cancer in computed tomography scans: Review and future prospects[J]. Biomedical Engineering Online, 2014, 13(1): 41.

[10] Burnett R S J, Barrack R L. Computer-assisted total knee arthroplasty is currently of no proven clinical benefit: a systematic review [J]. Clinical

Orthopaedics and Related Research, 2013, 471(1): 264-276.

[11] Juchems M., A. Ernst, H. Brambs, et al. Computer-aided detection in computer tomography colonography: a review [J]. Expert Opin. Med. Diagn. 2008, 2(5): 487-495.

[12] Robinson C, Halligan S, Iinuma G, et al. CT colonography: computer-assisted detection of colorectalc ancer[J]. British Journal of Radiology, 2011, 84(1001): 435-440.

[13] Li F., R. Engelmann, C. Metz, et al. Lung cancers missed on chest radiographs: results obtained with a commercial computer-aided detection program[J]. Radiology, 2008, 246(1): 273-280.

[14] Hanamiya M, Aoki T, Yamashita Y, et al. Frequency and significance of pulmonary nodules on thin-section CT in patients with extrapulmonary malignant neoplasms[J]. European Journal of Radiology, 2012, 81(1): 152-157.

[15] Muralidhar G S, Bovik A C, Markey M K. Computer-aided detection and diagnosis for 3D x-ray based breast imaging [J]. Machine Learning in Computer-Aided Diagnosis: Medical Imaging Intelligence and Analysis: Medical Imaging Intelligence and Analysis, 2012: 66.

[16] Betrouni N, Makni N, Lakroum S, et al. Computer-aided analysis of prostate multiparametric MR images: an unsupervised fusion-based approach [J]. International Journal of Computer Assisted Radiology and Surgery, 2015: 1-12.

[17] VILARINO F, SPYRIDONOS P, PUJOL O, et al. Automatic detection of intestinal juices in wireless capsule video endoscopy[C]//Pattern Recognition, 2006. ICPR 2006. 18th International Conference on. IEEE, 2006, 4: 719-722.

[18] BASHAR M K, MORI K, SUENAGA Y, et al. Detecting informative frames from wireless capsule endoscopic video using color and texture features[C]//Medical Image Computing and Computer-Assisted Intervention-MICCAI 2008. Springer Berlin Heidelberg, 2008: 603-610.

[19] BASHAR M K, KITASAKA T, SUENAGA Y, et al. Automatic detection of informative frames from wireless capsule endoscopy images[J]. Medical Image Analysis, 2010, 14(3): 449-470.

[20] 李光明，田捷，赵明昌，等. 基于 Hessian 矩阵的中心路径提取算法[J]. 软件学报，2003，14(12)：2075-2081.

[21] 郭薇，魏颖，周翰逊，等. 基于 Hessian 矩阵及梯度熵的疑似肺结节检测

算法[J]. 仪器仪表学报，2009，30(8)：1072-1076.

[22]游嘉，陈波. 基于 Hessian 矩阵的多尺度视网膜图像增强方法[J]. 计算机应用，2011，31(6)：1560-1562.

[23]LI Q，LI F，DOI K. Computerized detection of lung nodules in thin-section CT images by use of selective enhancement filters and an automated rule-based classifier[J]. Academic Radiology，2008，15(2)：165-175.

[24]Eriksson，T.，et al.，Influence of myocardial fiber/sheet orientations on left ventricular mechanical contraction[J]. Mathematics and Mechanics of Solids，2013，18(6)：592-606.

[25]Hassaballah，A.，et al. Modeling the effects of myocardial fiber architecture and material properties on the left ventricle mechanics during rapid filling phase [J]. Appl. Math，2015，9(1)：161-167.

[26]Pravdin，S. F.，et al. Mathematical model of the anatomy and fibre orientation field of the left ventricle of the heart[J]. Biomedical Engineering Online，2013，54(12)：1-21.

[27]Ferreira，P. F.，et al. In vivo cardiovascular magnetic resonance diffusion tensor imaging shows evidence of abnormal myocardial laminar orientations and mobillity in hypertrophic cardiomyopathy[J]. J Cardiovasc Magn Reson，2014，16(1)：87-87.

[28]Sundar，H.，et al. Estimating myocardial fiber orientations by template warping. in Biomedical Imaging：Nano to Macro，2006[R]. 3rd IEEE International Symposium on，2006：73-76.

[29]Lekadir，K.，et al. Statistical personalization of ventricular fiber orientation using shape predictors[J]. Medical Imaging，IEEE Transactions on，2014，33(4)：882-890.

[30]Vadakkumpadan，F.，et al. Image-based estimation of ventricular fiber orientations for personalized modeling of cardiac electrophysiology[J]. Medical Imaging，IEEE Transactions on，2012，31(5)：1051-1060.

[31]Froeling，M.，et al. Diffusion Tensor MRI of the Heart-In Vivo Imaging of Myocardial Fiber Architecture[J]. Current Cardiovascular Imaging Reports，2014，7(7)：1-11.

[32]Vadakkumpadan，F.，et al. Image-based estimation of ventricular fiber orientations for personalized modeling of cardiac electrophysiology[J]. Medical

Imaging, IEEE Transactions on, 2012, 31(5): 1051-1060.

[33]Axel, L., V. J. Wedeen, and D. B. Ennis, Probing dynamic myocardial microstructure with cardiac magnetic resonance diffusion tensor imaging[J]. Journal of Cardiovascular Magnetic Resonance, 2014, 16(1): 89-95.

[34]Scott, A. D., et al., Optimal diffusion weighting for in vivo cardiac diffusion tensor imaging[J]. Magnetic Resonance in Medicine, 2014.

[35]Rademakers, F. E., et al., Relation of regional cross-fiber shortening to wall thickening in the intact heart. Three-dimensional strain analysis by NMR tagging [J]. Circulation, 1994, 89(3): 1174-1182.

[36]Wu, Y. and E. X. Wu. MR investigation of the coupling between myocardial fiber architecture and cardiac contraction. in Engineering in Medicine and Biology Society, 2009. EMBC 2009. Annual International Conference of the IEEE, 2009: 4395-4398.

[37]Eisenberg, E. and T. L. Hill, Muscle contraction and free energy transduction in biological systems[J]. Science, 1985, 227(4690): 999-1006.

[38]Gercek, H. Poisson's ratio values for rocks[J]. International Journal of Rock Mechanics and Mining Sciences, 2007, 44(1): 1-13.

[39]Arts, T., et al. Mapping displacement and deformation of the heart with local sine-wave modeling[J]. Medical Imaging, IEEE Transactions on, 2010, 29 (5): 1114-1123.

[40]Liu, H., et al. A robust and accurate center-frequency estimation (RACE) algorithm for improving motion estimation performance of SinMod on tagged cardiac MR images without known tagging parameters[J]. Magnetic Resonance Imaging, 2014, 32(9): 1139-1155.

[41]F. Yang, X. Song, S. Rapacchi, L. Fanton, P. Croisille, and Y. M. Zhu. Noise-reduced TPS interpolation of primary vector fields for fiber tracking in human cardiac DT-MRI. Functional Imaging and Modeling of the Heart. Springer Berlin Heidelberg, 2009: 78-86.

[42]J. I. Berman, H. C. Glass, S. P. Miller, P. Mukherjee, D. M. Ferriero, A. J. Barkovich, D. B. Vigneron, and R. G. Henry, Quantitative fiber tracking analysis of the optic radiation correlated with visual performance in premature newborns[J]. American Journal of Neuroradiology, 2009, 30(1): 120-124.

[43]Lee, W.-N., et al. Noninvasive assessment of myocardial anisotropy in vitro

and in vivo using Supersonic Shear Wave Imaging[J]. Ultrasonics Symposium (IUS), 2010 IEEE. 2010: 690-693.

[44] McPherson, D. D., et al. Finite element analysis of myocardial diastolic function using three-dimensional echocardiographic reconstructions: application of a new method for study of acute ischemia in dogs[J]. Circulation Research, 1987, 60(5): 674-682.

[45] Nagler A, Bertoglio C, Gee M, et al. Personalization of cardiac fiber orientations from image data using the unscented kalman filter. Functional Imaging and Modeling of the Heart[M]. Springer Berlin Heidelberg, 2013: 132-140.

[46] Wang H, Amini A A. Cardiac motion and deformation recovery from MRI: a review[J]. Medical Imaging, IEEE Transactions on, 2012, 31(2): 487-503.

[47] Arts T, Prinzen F W, Delhaas T, et al. Mapping displacement and deformation of the heart with local sine-wave modeling[J]. Medical Imaging, IEEE Transactions on, 2010, 29(5): 1114-1123.

[48] Zhang Z, Ashraf M, Sahn D J, et al. Temporally diffeomorphic cardiac motion estimation from three-dimensional echocardiography by minimization of intensity consistency error[J]. Medical physics, 2014, 41(5): 052902.

[49] Osman NF, Kerwin WS, McVeigh ER, et al. Cardiac motion tracking using CINE harmonic phase (HARP) magnetic resonance imaging[J]. Society of Magnetic Resonance in Medicin, 1999, 42(6): 1048.

[50] Osman NF, McVeigh ER, Prince JL. Imaging heart motion using harmonic phase MRI[J]. Medical Imaging, IEEE Transactions on, 2000, 19(3): 186-202.

[51] Wang, V. Y., et al. Estimation of in vivo human myocardial fibre strain by integrating diffusion tensor and tagged MRI using FE modelling. Biomedical Imaging(ISBI), 2012 9th IEEE International Symposium on, IEEE, 2012: 46-49.

[52]郭波. 基于图像序列的左心室运动和材料特性分析[D]. 杭州：浙江大学，2008.

[53]孔姝涵，袁永峰，王宽全. 基于DT-MRI数据的心肌纤维可视化及分析系统研究与实现[J]. 智能计算机与应用，2011，1(3)：4-8.

[54]程流泉，王新疆，赵锡海，等．心肌纤维束 DT-MRI 的实验研究[J]．中国医学影像技术，2007，23(5)：649-651.
[55]姚旭峰，宋志坚．磁共振弥散张量成像纤维束追踪算法的研究进展[J]．医学研究杂志，2012，41(6)：174-176.
[56]叶卫华，高长青，吕坤，等．人体心脏心室肌纤维三维结构的研究[J]．南方医科大学学报，2010，30(2)：355-358.
[57]杜雅慧．基于四维医学图像的心室壁力学分析[D]．杭州：浙江工业大学，2009.
[58]张宇．心肌弹性储备无创检测和评估方法的研究[D]．重庆：重庆大学，2009.
[59]张丽娟．实时组织弹性超声成像定量评价离体心室心肌弹性[D]．重庆：重庆医科大学，2013.
[60]刘静静．基于 MR 图像和三维超声心动图的左心室运动跟踪研究[D]．重庆：重庆大学，2012.
[61]Rosamond W，Flegal K，Friday G，et al. Heart disease and stroke statistics-[J]．Circulation，2007，115(5)：e69-171.
[62]Makram A W，Rushdi M A，Khalifa A M，et al. Tag removal in cardiac tagged MRI images using coupled dictionary learning[C]// Engineering in Medicine and Biology Society. IEEE，2015：7921-7924.
[63]Histace A. Segmentation of myocardial boundaries in tagged cardiac MRI using active contours：a gradient-based approach integrating texture analysis[J]．Journal of Biomedical Imaging，2009(1)：983794.
[64]Duan X H，Xiao-Jun W U，Xia D S. Tagged Cardiac MRI Image Segmentation Method[J]．Application Research of Computers，2007，24(7)：295-297.
[65]Metaxas D，Chen T，Huang X，et al. Cardiac Segmentation from MRI-Tagged and CT Images[C]// Wseas International Conf on Computers，Special Session on Imaging & Image Processing of Dynamic Processes in Biology & Medicine，2004.
[66]刘复昌，徐丽燕，孙权森，等．结合 ASM 及特征融合策略的 Tagged MR 左心室分割[J]．计算机工程与应用，2010，46(10)：160-164.
[67]刘复昌，陈强，孙权森，等．结合纹理与形状的 Tagged MR 图像左心室分割算法[J]．软件学报，2009，20(1)：30-40.
[68]Abram W. Makram，Ayman M. Hossam EI-Rewaidy，Ahmed S. Khalifa，et

al. Evaluation of Cardiac Left Ventricular Mass from Tagged Magnetic Resonance Imaging[R]. 2014 7th Cairo International Biomedical Engineering Conference Cairo, Egypt, December 11-13, 2014.

[69]李振立，杨晓梅．基于纹理分析的带标记线心脏 MR 图像分割[J]．中国组织工程研究，2011，15(9)：1521-1524.

[70]Oberhuber T, Kučera S, Loucký J, et al. Segmenting tagged cardiac MRI data using a local variancefilter[J]. Acta Polytechnica, 2014, 54(3).

[71]Wang X, Chen T, Zhang S, et al. Meshless deformable models for 3D cardiac motion and strain analysis from tagged MRI[J]. Magnetic Resonance Imaging, 2015, 33(1): 146-160.

[72]Hajiaghayi M, Groves E, Jafarkhani H, et al. A 3D Active Contour Method for Automated Segmentation of the Left Ventricle from Magnetic Resonance Images[J]. IEEE Transactions on Biomedical Engineering, 2016: 1-1.

[73]Dakua S P, Sahambi J S. A strategic approach for cardiac MR left ventricle segmentation[J]. Cardiovascular Engineering, 2010, 10(3): 163.

[74]Pham V T, Tran T T, Shyu K K, et al. Multiphase B-spline level set and incremental shape priors with applications to segmentation and tracking of left ventricle in cardiac MRimages[J]. Machine Vision and Applications, 2014, 25(8): 1967-1987.

[75]Pham V T, Tran T T. Active contour model and nonlinear shape priors with application to left ventricle segmentation in cardiac MRimages[J]. Optik-International Journal for Light and Electron Optics, 2016, 127(3): 991-1002.

[76]Dharanibai G, Raina J P. Automatic segmentation of left ventricle endocardium from cardiac MR images using active contours driven by local and global intensity fittingenergy[J]. International Journal of Medical Engineering & Informatics, 2014, 6(2): 115-134.

[77]武玉伟，梁佳，王元全．一种基于广义梯度矢量流 Snake 模型的心脏 MR 图像分割方法[J]．中国图象图形学报，2010，15(4)：598-606.

[78]张建伟，方林，陈允杰，等．基于活动轮廓模型的左心室 MR 图像分割[J]．电子学报，2011，39(11)：2670-2673.

[79]尤建洁．基于心脏核磁共振图像的左心室分割及动力学模型研究[D]．南京：南京理工大学，2007.

[80]赵恒博．基于主动轮廓模型的心脏核磁共振图像左心室分割方法研究[D]．北京：北京理工大学，2011.
[81]周则明，尤建洁，范春晖，等．结合水平集方法和形状约束 Snake 模型的左心室 MRI 图像分割[J]．模式识别与人工智能，2006，19(6)：782-786.
[82]王元全，贾云得．一种新的心脏核磁共振图像分割方法[J]．计算机学报，2007，30(1)：129-136.
[83]Liu L，Wu Y，Wang Y. A Novel Method for Segmentation of the Cardiac MR Images using Generalized DDGVF Snake Models with Shape Priors[J]. Information Technology Journal，2009，8(4).
[84]Yuwei W U，Liang J，Wang Y，et al. A Method for Segmentation of the Cardiac MR Images Based on GGVFSnake[J]. Journal of Image & Graphics，2010.
[85]Zhu M，Zhang W，Qu Q，et al. A segmentation method of left ventricle in cardiac magnetic resonance images based on improved snake model[J]. Sichuan Daxue Xuebao，2015，47(2)：82-88.
[86]刘宇．基于水平集方法和模糊模型的医学图像分割算法研究[D]．长春：吉林大学，2016.
[87]Avendi M R，Kheradvar A，Jafarkhani H. A combined deep-learning and deformable-model approach to fully automatic segmentation of the left ventricle in cardiac MRI[J]. Medical Image Analysis，2015(30)：108-119.
[88]Ngo T A，Lu Z，Carneiro G. Combining Deep Learning and Level Set for the Automated Segmentation of the Left Ventricle of the Heart from Cardiac Cine Magnetic Resonance[J]. Medical Image Analysis，2017(35)：159-171.
[89]樊崇皓．基于改进稀疏形状组合模型的心脏 MR 图像左心室外膜分割[D]．保定：河北大学，2015.
[90]Zhu Y. Segmentation of the left ventricle from cardiac MR images using a subject-specific dynamical model[J]. IEEE Transactions on Medical Imaging，2010，29(3)：669-687.
[91]陈强，周则明，屈颖歌，等．左心室核磁共振图像的自动分割[J]．计算机学报，2005，28(6)：991-999.
[92]王丽嘉．磁共振图像全自动分割量化方法研究[D]．上海：华东师范大学，2015.
[93]Xu C，Prince J L. Gradient vector flow：a new external force for snakes[C]//

Computer Vision and Pattern Recognition, 1997. Proceedings. 1997 IEEE Computer Society Conference on. IEEE Xplore, 1997: 66-71.

[94]芦俊池，冯朝路，赵大哲．中国心室分割方法研究与发展[J]. 计算机辅助设计与图形学学报，2019，31(3)：364-377.

[95]Chen C, Qin C, Qiu H, et al. Deep learning for cardiac image segmentation: Areview[J]. Frontiers in Cardiovascular Medicine, 2020(7): 25.

[96]Leiner T, Rueckert D, Suinesiaputra A, et al. Machine learning in cardiovascular magnetic resonance: basic concepts and applications [J]. Journal of Cardiovascular Magnetic Resonance, 2019, 21(1): 1-14.

[97]周钦，阿都建华，尹立雪，张红梅，崔威，曾强．基于MRI图像的左心室分割方法研究现状与发展[J]. 计算机工程与应用，2019，55(2)：28-35.

[98]Litjens G, Kooi T, Bejnordi B E, et al. A survey on deep learning in medical imageanalysis[J]. Medical image analysis, 2017(42): 60-88.

[99] Long J, Shelhamer E, Darrell T. Fully convolutional networks for semantic segmentation[C]//Proceedings of the IEEE Conference on Computer Vision and Pattern Recognition, 2015: 3431-3440.

[100]Olveres J, Nava R, Escalante-Ramírez B, et al. Left ventricle Hermite-baseds egmentation[J]. Computers in Biology and Medicine, 2017(87): 236-249.

[101]Tan L K, Liew Y M, Lim E, et al. Convolutional neural network regression for short-axis left ventricle segmentation in cardiac cine MR sequences[J]. Medical Image Analysis, 2017(39): 78-86.

[102] Nasr-Esfahani M, Mohrekesh M, Akbari M, et al. Left ventricle segmentation in cardiac MR images using fully convolutional network[C]//2018 40th Annual International Conference of the IEEE Engineering in Medicine and Biology Society(EMBC). IEEE, 2018: 1275-1278.

[103]Khened M, Kollerathu V A, Krishnamurthi G. Fully convolutional multi-scale residual DenseNets for cardiac segmentation and automated cardiac diagnosis using ensemble of classifiers [J]. Medical Image Analysis, 2019 (51): 21-45.

[104]Vigneault D M, Xie W, Ho C Y, et al. Ω-net(omega-net): fully automatic, multi-view cardiac MR detection, orientation, and segmentation with deep

neuralnetworks[J]. Medical Image Analysis, 2018(48): 95-106.

[105]Abdeltawab H, Khalifa F, Taher F, et al. A deep learning-based approach for automatic segmentation and quantification of the left ventricle from cardiac cine MR images[J]. Computerized Medical Imaging and Graphics, 2020(81): 101717.

[106]Ngo T A, Lu Z, Carneiro G. Combining deep learning and level set for the automated segmentation of the left ventricle of the heart from cardiac cine magnetic resonance[J]. Medical Image Analysis, 2017(35): 159-171.

[107]马玉润. 基于核磁共振序列图像的左心室计算机辅助分割技术研究[D]. 兰州: 兰州大学, 2016.

[108]Hu H, Pan N, Wang J, et al. Automatic segmentation of left ventricle from cardiac MRI via deep learning and region constrained dynamic programming[J]. Neurocomputing, 2019, 347: 139-148.

[109]齐林, 吕旭阳, 杨本强, 徐礼胜. 基于全卷积网络迁移学习的左心室内膜分割[J]. 东北大学学报(自然科学版), 2018, 39(11): 1577-1581, 1592.

[110]Wu B, Fang Y, Lai X. Left ventricle automatic segmentation in cardiac MRI using a combined CNN and U-Net approach[J]. Computerized Medical Imaging and Graphics, 2020(82): 101719.

[111]高强, 高敬阳, 赵地. GNNI U-Net: 基于组归一化与最近邻插值的 MRI 左心室轮廓精准分割网络[J]. 计算机科学, 2020, 47(8): 213-220.

[112]Dong Z, Du X, Liu Y. Automatic segmentation of left ventricle using parallel end-end deep convolutional neural networks framework[J]. Knowledge-Based Systems, 2020(204): 106210.

[113] Arts T, Prinzen F W, Delhaas T, et al. Mapping displacement and deformation of the heart with local sine-wave modeling[J]. IEEE Transactions on Medical Imaging, 2010, 29(5): 1114-1123.

[114]王捷. 基于相位信息的 TCMR 图像心肌运动估计方法研究[D]. 武汉: 华中科技大学, 2014.

[115]Ronneberger O, Fischer P, Brox T. U-Net: Convolutional networks for biomedical image segmentation[C]//International Conference on Medical image computing and computer-assisted intervention. Springer, Cham, 2015: 234-241.

[116] Bengio Y, Louradour J, Collobert R, et al. Curriculum learning [C]// Proceedings of the 26th annual international conference on machine learning, 2009: 41-48.

[117] Guo S, Huang W, Zhang H, et al. Curriculumnet: Weakly supervised learning from large-scale web images [C]//Proceedings of the European Conference on Computer Vision(ECCV). 2018: 135-150.

[118] Haarburger C, Baumgartner M, Truhn D, et al. Multi scale curriculum CNN for context-aware breast MRI malignancy classification [C]//International Conference on Medical Image Computing and Computer-Assisted Intervention. Springer, Cham, 2019: 495-503.

[119] Tang Y, Wang X, HarrisonA P, et al. Attention-guided curriculum learning for weakly supervised classification and localization of thoracic diseases on chest radiographs [C]//International Workshop on Machine Learning in Medical Imaging. Springer, Cham, 2018: 249-258.

[120] Lotter W, Sorensen G, Cox D. A multi-scale CNN and curriculum learning strategy for mammogram classification [J]//Deep Learning in Medical Image Analysis and Multimodal Learning for Clinical Decision Support. Springer, Cham, 2017: 169-177.

[121] Appalaraju S, Chaoji V. Image similarity using deep CNN and curriculum learning [J]. arXiv preprint arXiv: 1709.08761, 2017.

[122] Liu C, He S, Liu K, et al. Curriculum Learning for Natural Answer Generation [C]//IJCAI. 2018: 4223-4229.

[123] Sachan M, Xing E. Easy Questions First? A Case Study on Curriculum Learning for Question Answering [C]. Proceedings of the 54th Annual Meeting of the Association for Computational Linguistics (Volume 1: Long Papers), 2016.

[124] Cirik V, Hovy E, Morency L P. Visualizing and understanding curriculum learning for long short-term memorynetworks [J]. arXiv preprint arXiv: 1611.06204, 2016.

[125] Ian J. Goodfellow, Jean Pouget-Abadie, Mehdi Mirza, Bing Xu, David Warde-Farley, Sherjil Ozair, Aaron Courville, Yoshua Bengio. Generative adversarial nets [C]. Neural Inforrnation Processing Systems, 2014: 2672-2680.

[126]潘丹，贾龙飞，曾安，Song Xiaowei. 生成式对抗网络在医学图像处理中的应用[J]. 生物医学工程学杂志，2018，35(6)：970-976.

[127]Luc P, Couprie C, Chintala S, et al. Semantic segmentation using adversarial networks[J]. arXiv preprint arXiv：1611.08408，2016.

[128]何俊. 基于生成对抗网络的前列腺 MRI 图像分割研究[D]. 合肥：合肥工业大学，2019.

[129]周红丽. 基于生成对抗网络的像素级图像分割研究[D]. 西安：西安电子科技大学，2019.

[130]刘玉洁. 基于生成对抗网络的图像语义分割方法研究[D]. 北京：北京交通大学，2019.

[131]潘国峰. 基于生成对抗网络的语义分割方法研究[D]. 南昌：南昌航空大学，2019.

[132] Wu Y, He K. Group normalization [C]//Proceedings of the European conference on computer vision(ECCV). 2018：3-19.

[133]Antonarakis S E. Down syndrome and the complexity of genome dosage imbalance[J]. Nature Reviews Genetics，2017，18(3)：147.

[134]Tanvi Arora，Dr. Renu Dhir. Segmentation approaches for human metaspread chromosome images using level set methods[J]. Transactions on MASS-DATA Analysis of Image and Signals，2017，7(1)：13-30.

[135]Yan W, Li D. Segmentation of chromosome images by mathematical morphology[C]// International Conference on Computer Science & Network Technology. IEEE，2014.

[136]Gawande J P，Manohar R，Gawande J P，et al. Watershed and clustering based segmentation of chromosome images [C]// Advance Computing Conference. IEEE，2017.

[137] Saiyod S，Wayalun P. A hybrid technique for overlapped chromosome segmentation of G-band mataspread images automatic[C]//Digital Information and Communication Technology and it's Applications(DICTAP)，2014 Fourth International Conference on. IEEE，2014：400-404.

[138]Madian N，Jayanthi K B，Suresh S. Contour based segmentation of chromosomes in G-band metaphase images[C]// IEEE Global Conference on Signal & Information Processing. IEEE，2015.

[139] Wu D，Yu C，Xu B. Efficient algorithm for automatic segmentation of

chromosomes[J]. Journal of Tsinghua University, 2003.

[140]Zhang T Y, Suen C Y. A fast parallel algorithm for thinning digital patterns [J]. Comm Acm, 1984, 27(3): 236-239.

[141]Piper J, Granum E. Automation of chromosome analysis [J]. Medical Research Council, 1980: 203-218.

[142] J Bille, H Schar fenberg. Biological dosimetry by chromosome aberration scoring with parallel image processing with the Heiolelterg Polyp Polyprocessor system[J]. Comput Biol Med, 1983, 13(1): 49-79.

[143]张凯丽, 刘辉. 一种确定染色体图像着丝粒位置的方法[J]. 昆明理工大学学报, 2001, 26(3): 110-113.

[144] Delie Ming, Jinwen Tian. Automatic pattern extraction and classification for chromosome images [J]. Journal of Infrared, Millimeter, and Terahertz Waves, 2010, 31(7): 866-877.

[145]Uhlmann, V, DelgadoGonzalo, R, Unser, M, et al. User-friendly image-based segmentation and analysis of chromosomes[C]// IEEE International Symposium on BiomedicalImaging. IEEE, 2016.

[146]Neethu S M, Remya R S, Sabeena K. Automated karyotyping of metaphase chromosome images based on texture features[C]// International Conference on Information Science. IEEE, 2017.

[147]Wenguo Li. Multi-threshold color image segmentation based on region growing [C]// International Conference on Intelligent Computing and Intelligent Systems. IEEE, 2010.

[148]Zhang X, Chen L, Pan L, et al. Study on the image segmentation based on ICA and watershed algorithm[C]//2012 Fifth International Conference on Intelligent Computation Technology and Automation. IEEE, 2012: 505-508.

[149]Otsu N. A threshold selection method from gray-level histograms [J]. Automatica, 1975, 11(285-296): 23-27.

[150]杜林平. 基于距离变换器的骨架提取预处理算法[D]. 北京: 中国科学院研究生院, 2012.

[151]高明, 王婷, 王一鸣. 基于骨架化模型的染色体形态表征[J]. 沈阳师范大学学报(自然科学版), 2017(4): 395-399.

[152]王立功, 王世杰, 于甬华, 罗立民. 一种改进的基于距离变换的图像目标轮廓插值方法[J]. 信号处理, 2003(2): 140-144.

[153]章毓晋. 图像处理基础教程[M]. 北京：电子工业出版社，2012.
[154]李宝顺，贡文凯，包亚萍. 基于最小二乘法的鼻子轮廓提取[J]. 计算机辅助设计与图形学学报，2017，29(5)：814-820.
[155]Keerthi V, Remya R S, Sabeena K. Automated detection of centromere in G banded chromosomes[C]// International Conference on Information Science. IEEE, 2017.
[156]Arsa D M S, Jati G, Santoso A, et al. Comparison of image enhancement methods for chromosome karyotype image enhancement[J]. Journal Ilmu Komputer dan Informasi, 2017, 10(1): 50-58.
[157]Jayanthi K B, Madian N, Kiruthika P. Chromosome banding for karyotype based on fractional order derivative[C]//Region 10 Conference, TENCON 2017-2017 IEEE. IEEE, 2017: 2466-2471.
[158]Yan W. Enhancement methods for chromosome images[C]// International Conference on Electrical & Control Engineering. IEEE, 2011.
[159]郭翔. 染色体识别算法的研究[D]. 上海：同济大学，2007.
[160]Wayalun P, Laopracha N, Songrum P, et al. Quality evaluation for edge detection of chromosome G-band images for segmentation[J]. Applied Medical Informatics, 2013, 32(1): 25-32.
[161]Khanmohammadi S, Adibeig N, Shanehbandy S. An improved overlapping k-means clustering method for medical applications[J]. Expert Systems with Applications, 2017(67): 12-18.
[162]Yan W, Li D. Feature selection of chromosome images[C]// International Conference on Computer Science & Network Technology. IEEE, 2012.
[163]Wang Q, Pan N, Xiong W, et al. Reduction of bubble-like frames using a RSS filter in wireless capsule endoscopy video[J]. Optics & Laser Technology, 2019(110): 152-157.
[164]彭同胜. 胶囊内镜视频缩减的算法研究与软件实现[D]. 长沙：湖南大学，2017.
[165]Al-Shebani Q, Premaratne P, Mcandrew D J, et al. A frame reduction system based on a color structural similarity(CSS) method and Bayer images analysis for capsule endoscopy[J]. Artificial Intelligence in Medicine, 2019(94): 18-27.
[166]Gallo G, Granata E, Torrisi A. Information Theory based WCE video

summarization[C]//Proceedings of 20th International Conference on Pattern Recognition. IEEE, 2010: 4198-4201.

[167]付延安. 无线胶囊内窥镜图像处理技术研究[D]. 济南: 山东大学, 2013.

[168]潘宁. 胶囊内镜图像序列冗余数据筛查方法研究[D]. 武汉: 华中科技大学, 2013.

[169]孙宇千, 吕庆文, 刘哲星, 等. 胶囊内窥镜冗余图像数据自动筛除方法[J]. 计算机应用研究, 2012, 29(06): 2393-2396, 2400.

[170]刘小燕, 龚军辉, 李向东, 等. 基于SURF算法的胶囊内镜冗余图像快速筛除[J]. 中国生物医学工程学报, 2016, 35(3): 264-271.

[171]詹昌飞. 无线胶囊内窥镜图像检索及视频摘要方法研究与系统实现[D]. 北京: 北京工业大学, 2017.

[172]Bashar M K, Kitasaka T, Suenaga Y, et al. Automatic detection of informative frames from wireless capsule endoscopy images[J]. Medical Image Analysis, 2010, 14(3): 449-470.

[173]章黎明, 贾智伟, 谢俊力, 等. 近四年胶囊内镜图像病灶的深度学习识别研究进展[J]. 电子测量与仪器学报, 2019, 33(8): 69-77.

[174]Zhou T, Han G, Li B N, et al. Quantitative analysis of patients with celiac disease by video capsule endoscopy: A deep learning method[J]. Computers in biology and medicine, 2017(85): 1-6.

[175]Zou Y, Li L, Wang Y, et al. Classifying digestive organs in wireless capsule endoscopy images based on deep convolutional neural network[C]//Proceedings of 2015 IEEE International Conference on Digital Signal Processing(DSP). IEEE, 2015: 1274-1278.

[176]Tajbakhsh N, Shin J Y, Gurudu S R, et al. Convolutional neural networks for medical image analysis: Full training or fine tuning? [J]. IEEE transactions on medical imaging, 2016, 35(5): 1299-1312.

[177]Jia X, Meng M Q H. Gastrointestinal bleeding detection in wireless capsule endoscopy images using handcrafted and CNN features[C]//Proceedings of 2017 39th Annual International Conference of the IEEE Engineering in Medicine and Biology Society(EMBC). IEEE, 2017: 3154-3157.

[178]Zhang R, Zheng Y, Mak T W C, et al. Automatic Detection and Classification of Colorectal Polyps by Transferring Low-Level CNN Features From

Nonmedical Domain[J]. IEEE Journal of Biomedical and Health Informatics, 2017, 21(1): 41-47.
[179]颜合. 深度卷积神经网络隐层特征融合算法研究[D]. 合肥: 合肥工业大学, 2017.
[180]梁蒙蒙. 基于卷积神经网络的多模态医学图像分类研究[D]. 银川: 宁夏医科大学, 2019.
[181] Alaskar H, Hussain A, Al-Aseem N, et al. Application of Convolutional Neural Networks for Automated Ulcer Detection in Wireless Capsule Endoscopy Images[J]. Sensors, 2019, 19(6): 1265.
[182] Lecun Y, Bengio Y, Hinton G. Deep learning[J]. Nature, 2015, 521(7553): 436.
[183]任飞凯. 基于卷积神经网络人脸识别研究与实现[D]. 南京: 南京邮电大学, 2019.
[184] Bromley J, Guyon I, Lecun Y, et al. Signature Verification Using a Siamese Time Delay Neural Network[C]// Proceedings of Advances in Neural Information Processing Systems 6, 7th NIPS Conference. 1994: 737-744.
[185]吴汉钊. 基于孪生卷积神经网络的人脸追踪[J]. 计算机工程与应用, 2018, 54(14): 175-179.
[186]陆春宇. 基于多尺度特征融合卷积神经网络的宫颈癌细胞检测与识别[D]. 哈尔滨: 哈尔滨理工大学, 2019.
[187]钱小燕, 张代浩, 张艳琳. 多特征融合的视频目标深度跟踪[J]. 科学技术与工程, 2019, 19(7): 139-147.
[188]王志明, 张航. 融合多层卷积神经网络特征的快速图像检索方法[J]. 计算机辅助设计与图形学学报, 2019, 31(8): 1410-1416.
[189]田娟秀, 刘国才, 谷珊珊, 等. 医学图像分析深度学习方法研究与挑战[J]. 自动化学报, 2018, 44(3): 401-424.
[190]侯媛媛, 何儒汉, 李敏, 等. 结合卷积神经网络多层特征融合和K-Means聚类的服装图像检索方法[J]. 计算机科学, 2019, 46(S1): 215-221.
[191] Liu H, Pan N, Lu H, et al. Wireless Capsule Endoscopy Video Reduction Based on Camera Motion Estimation[J]. Journal of Digital Imaging, 2013, 26(2): 287-301.
[192]严莎莎, 臧道东, 张志良, 等. 基于深度学习的胶囊内镜图像筛除方

法、装置及设备：CN108596870A[P]. 2018-09-28.

[193] Sharif M, Attique Khan M, Rashid M, et al. Deep CNN and geometric features-based gastrointestinal tract diseases detection and classification from wireless capsule endoscopy images[J]. Journal of Experimental & Theoretical Artificial Intelligence, 2019: 1-23.

[194]袁文金，张皓，张行．基于迁移学习的胶囊内窥镜图像分类系统及方法：CN109934276A[P]. 2019-06-25.

[195] Ji X, Xu T, Li W, et al. Study on the classification of capsule endoscopy images[J]. EURASIP Journal on Image and Video Processing, 2019(1): 1-7.

[196]黄江珊，王秀红．深度学习在医学图像分析中的应用研究综述[J]. 图书情报研究，2019，12(2)：92-98，112.

[197]范姗慧，刘士臣，曹鹗，等．无线胶囊内窥镜图像小肠息肉的自动识别[J]. 中国生物医学工程学报，2019，38(5)：522-532.

[198] Wimmer G, Vecsei A, Uhl A. CNN transfer learning for the automated diagnosis of celiac disease [C]//Proceedings of 2016 Sixth International Conference on Image Processing Theory, Tools and Applications (IPTA). IEEE, 2016: 1-6.

[199] Krizhevsky A, Sutskever I, Hinton G E. Imagenet classification with deep convolutional neural networks [C]// Proceedings of Advances in neural information processing systems. 2012: 1097-1105.

[200] He K, Zhang X, Ren S, et al. Deep Residual Learning for Image Recognition [C]// Proceedings of the IEEE Conference on Computer Vision and Pattern Recognition. IEEE Computer Society, 2016: 770-778.

[201] Chen H, Wu X, Tao G, et al. Automatic content understanding with cascaded spatial-temporal deep framework for capsule endoscopyvideos[J]. Neurocomputing, 2017, 229(MAR. 15): 77-87.

[202]马燕．胶囊内窥镜影像工作站系统的设计与实现[D]. 重庆：重庆邮电大学，2018.

[203] Sharma R, Bhadu R, Soni S K, et al. Reduction of Redundant Frames in Active Wireless Capsule Endoscopy [C]//Proceedings of the Second International Conference on Microelectronics, Computing & Communication Systems(MCCS 2017). 2019: 1-7.

[204] Wang Q, Xiong W, Zhang Y, et al. Remote analysis of myocardial fiber information in vivo assisted by cloud computing [J]. Future Generation Computer Systems, 2018: S0167739X17326602.

[205] Michael, Kass, Andrew, et al. Snakes: Active contourmodels [J]. International Journal of Computer Vision, 1988.

[206] AUJOL, J.-F., GILBOA, G., CHAN, T. F., AND OSHER, S. Structure-texture image decomposition-modeling, algorithms, and parameter selection [J]. International Journal of Computer Vision, 2006, 67 (1): 111-136.

[207] 杨琊, 等. 人工智能与数据处理基础 [M]. 北京: 清华大学出版社, 2021.

附录　基于深度学习的医学图像分析的理论基础①

自 2012 年深度学习在计算机视觉领域开始兴起，医学图像的识别与分析越来越多地使用到了深度学习的方法，本书中也涉及用于图像分割的 U-Net 模型、分割-对抗网络以及图像识别的经典 CNN 系列网络。因此，本书在附录中介绍相关的深度学习的理论基础。

1. 深度学习简介

20 世纪 80 年代中后期，BP 算法的提出产生了深远的影响，一度成为应用得最为广泛的机器学习算法之一。但随着应用的深入，其学习过程的局限性日益凸显：由于神经网络学习过程涉及大量的参数，而参数的设置缺乏理论指导(主要依靠“试错法”进行手工“调参”)，并且学习结果非常依赖网络模型参数的设置。在 20 世纪 90 年代中期，支持向量机算法被提出后，它逐渐取代了神经网络而被人们普遍接受，这使得神经网络的研究再一次进入了低谷。②

随着 21 世纪初云计算、大数据时代的到来，计算能力和训练数据的规模大幅提高，这使得成功训练参数更多、复杂度更高的学习模型有了新的可能。通常越复杂的学习模型其学习能力越强，这意味着能表达更复杂的学习任务。为了尝试进一步提升传统神经网络模型的复杂度，最简单有效的办法是增加隐层的数目，这不仅增加了功能神经元的个数，还增加了激活函数的嵌套层数。因此，典型的深度学习模型就是很深层的神经网络，通常有八九层甚至更多的隐层。2012 年 Hinton 团队使用卷积神经网络(CNN)的深度学习模型，在著名的图像识别竞赛 ImageNet 中获得冠军，并将原来的最低错误率几乎降低了一

---

① 部分内容引自文献[207]。

② 1969 年 Marvin Minsky 在《感知机》一书中指出单层神经网络无法解决非线性问题，而多层神经网络的学习算法在当时尚看不到希望，这个结论使神经网络的研究进入了第一次低谷。

半。从此，神经网络再次以“深度学习”的名义掀起了新一轮的热潮，在计算机视觉、自然语言处理、语音识别、金融数据分析等众多领域取得了较大的成功。

然而，复杂的学习模型往往会增加过拟合的风险，同时隐层数较多的深度神经网络，难以用经典的 BP 算法完成训练，因为误差在多层隐层内逆传播时，往往会“发散”而不能收敛到稳定状态。

因此深层神经网络的学习过程中需要注意使用一些技巧，这些技巧实现并不难，但对节省训练开销、提高模型泛化能力比较有效。

①大规模的训练数据集。深度神经网络需要用大规模的训练数据进行复杂模型的训练，这在一定程度上可以减小过拟合产生的影响。当训练数据不充足时，可采用数据增强技术，将原始数据集经过几何变换、噪声扰动等一系列转换生成数量更多、多样性更强的训练数据集，这样可比较有效地提升模型的泛化能力和鲁棒性。

②小批量梯度下降。标准 BP 算法中每输入一个训练样本就需要经过随机梯度下降进行参数优化，参数将会不断更新且容易陷入局部极小值，这对大规模的训练数据集来说参数更新更加频繁；累积 BP 算法所使用的是全局梯度下降法，它是在读取整个训练集一遍后才根据样本的累积误差进行参数更新，但其收敛过程非常缓慢；为了兼顾参数更新的效率和梯度收敛的稳定性，同时减小陷入局部极小的风险，在训练深度学习模型时常采用小批量梯度下降算法，即每次针对一小批样本进行参数更新。

③预训练。每次只训练深度神经网络中的一层隐层神经元，逐层训练完成后，再对整个网络进行“微调”；

④权共享。在适当的情况下，让深度神经网络中一组神经元使用相同的连接权，这样可以大幅减少需要优化的模型参数。

⑤Dropout。在每轮训练时随机选择一些隐层神经网络令其权重不被更新(但在下一轮训练中有可能被更新)，这样不仅可以减少需要更新的参数数目，同时还可以消除减弱神经元节点间的联合适应性，增强整个神经网络的泛化能力。

⑥RelU 激活函数。传统的 BP 算法中神经元的激活函数多采用 Sigmoid 函数，其函数导数值小于 1(其取值范围为(0, 0.25))，因此在误差逆向传播过程中，经过多层的误差累积传递后，误差函数的梯度将会逐渐耗散，当传递层数足够多时最终趋于 0，即发生梯度消失的现象，此时权值更新非常缓慢，无

法完成学习过程；而 RelU 函数（$f(x)=\max(0, x)$）其函数曲线如附图 1 所示。可以看出，自变量取正数时，RelU 函数的导数恒为 1，梯度不会产生耗散，因此不会发生梯度消失的情况；而自变量为负数时，RelU 函数值为 0，这就会使部分神经元的输出为 0，使得深度神经网络变得稀疏（很多神经元不起作用），当同样的输入输出映射用稀疏性越强的神经网络来表示时，其网络的泛化性能将会越强；同时，RelU 函数计算简单，相对于 Sigmoid 函数较大程度降低了训练开销。因此，在深度学习中常用 RelU 函数代替 Sigmoid 函数作为单个神经元的激活函数。

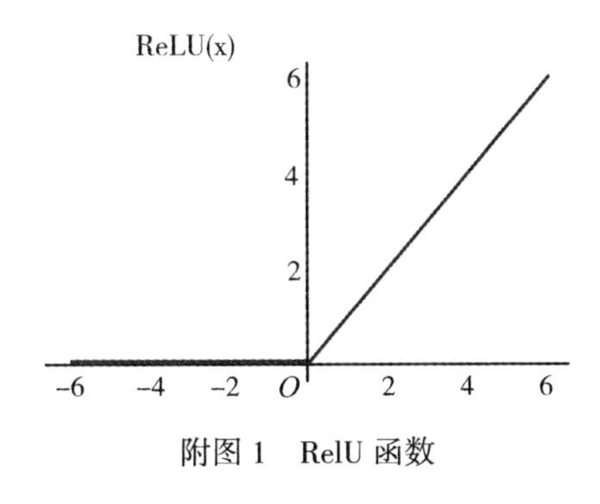

附图 1　RelU 函数

随着深度学习理论研究的深入，目前已涌现出众多的深度学习模型，包括卷积神经网络、循环神经网络、长短时记忆神经网络、对抗生成神经网络、胶囊神经网络及图神经网络等。其中卷积神经网络主要用于图像的分类，也是最基本的深度学习模型。

2. 卷积神经网络的基本理论

卷积神经网络的一般结构如附图 2 所示，它的基本构架包括特征提取器和分类器。特征提取器通常由若干个卷积层和池化层交替连接构成。其中卷积层主要是利用若干卷积核通过卷积运算计算不同的特征图，而池化层则对上一层特征图进行下采样，从而让下一层卷积层提取到更高层的特征。特征提取器会将所提取到的最后一层特征图展开并排列成一个特征向量，输入分类器作为多层感知机的输入，最后可输出分类结果。下面分别介绍卷积神经网络各层的基本原理。

(1) 卷积层

卷积层（convolution layer）是卷积神经网络的核心层，其主要功能是提取特

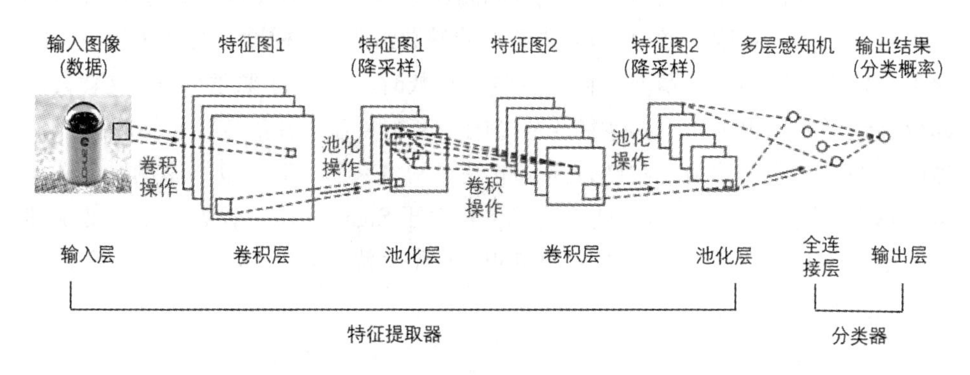

附图 2　卷积神经网络结构图

征。特征是由卷积层中的卷积核(filter)在输入图像或者输入特征图上一个小区域进行提取的，图像通过卷积处理后就可以提取出图像中的重要特征。卷积运算是指从图像的左上角开始，取一个与卷积核同样大小的活动窗口，将窗口图像与卷积核对应元素相乘再求和，并用计算结果代替窗口中心像素的值，如附图 3 所示。

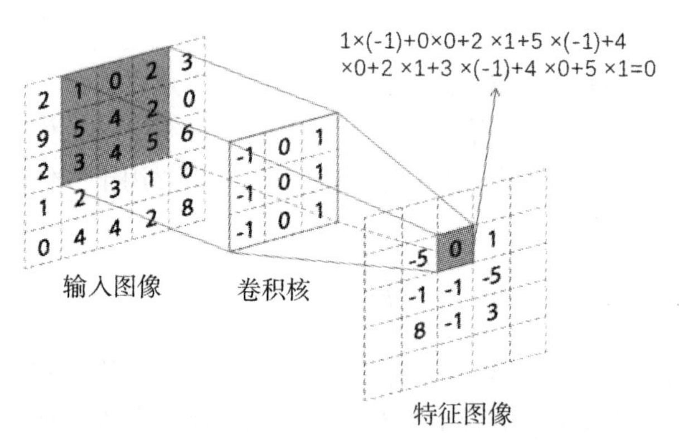

附图 3　卷积运算示意图

活动窗口在图像上按照一定的步长(stride)从左到右、从上往下依次滑动，即可得到一幅新图像。所得的新图像反映了原图像的某种特征，故称为特征图。不同的卷积核将会提取到不同的特征图，因此每层卷积层采用多核卷积来获取更丰富的特征。如附图 4 所示，对一幅 32×32×3 大小的 3 通道图像，采用 6 个 5×5×3 的卷积核进行卷积，就可以得到 6 个 28×28×3 的特征图。

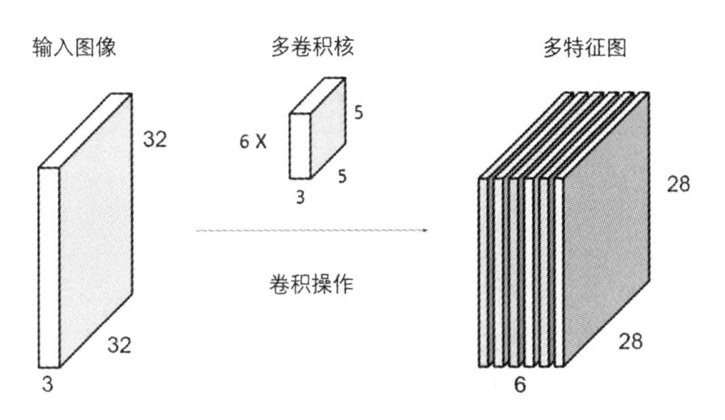

附图 4　多核卷积示意图

受生物视觉系统信息处理分级过程的启示，卷积神经网络也是分多层进行卷积运算的，这样可以提取不同层次的图像特征。如附图 5 所示，首先通过对底层的图像进行卷积，提取低级的边缘特征，再对高一层的聚合图像①进行卷积，提取中级特征，包括一些形状、目标的某些部分等特征，最后对更高层聚合图像进行卷积，提取整个目标或目标行为等高级特征，这也是将低层的局部信息逐渐组合成高层的全局信息的过程。这就好比底层的单词、中层的句子及高层语义之间的组合及层级关系。越到高层特征，特征的抽象表示能力越强。

根据卷积运算的特点，图中每个像素都可以被看作一个神经元模型。不难发现卷积运算与 M-P 神经元模型中神经元的输入公式有异曲同工之妙，卷积核就相当于神经元输入连接的权值，卷积的结果加上阈值，再经过激活函数 RelU 映射就得到了每个神经元的输出值。

然而，卷积层如果按照传统的神经网络的全连接结构，则由于其神经元众多，学习的参数量巨大，致使这样的网络结构无法进行训练。为了降低参数量，卷积层采用了局部感知及参数共享两种关键技术。

①局部感知。受到生物神经元局部敏感性和图像空间像素的局部相关性②的启示，在构建卷积神经网络时，每个神经元没有必要对上一层所有神经元进

① 聚合图像由后面所提到的池化操作获得。

② 在生物视觉系统中，视觉皮层的神经元工作时只响应某些特定区域的刺激，这些区域通常是一些特定局部范围，被称为局部感受野；图像像素点的空间联系也是局部的像素联系较为紧密，而距离较远的像素相关性则较弱。

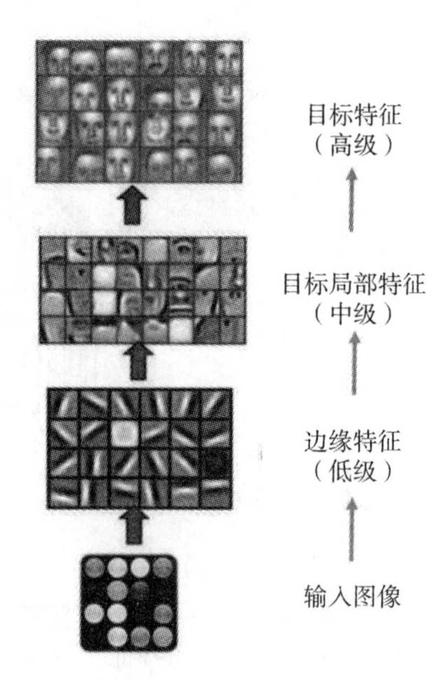

附图 5 多层卷积示意图

行感知，只需对局部神经元进行感知，这样可以减少神经元之间的连接数，从而减少神经网络需要训练的权值参数的个数。如附图 6 所示，如果输入图像大小为 1000×1000，假设下一层神经元有 10^6 个，若这两层之间全连接，就有 $1000\times1000\times10^6=10^{12}$ 个连接，也就是 10^{12} 个权值参数。而采用局部连接的方式，即每一个神经元只与上层对应神经元附近 10×10 的局部感受野中的 100 个神经元连接，则总连接数为 $1000\times1000\times100=10^8$，连接权值比全连接减少了 4 个数量级。

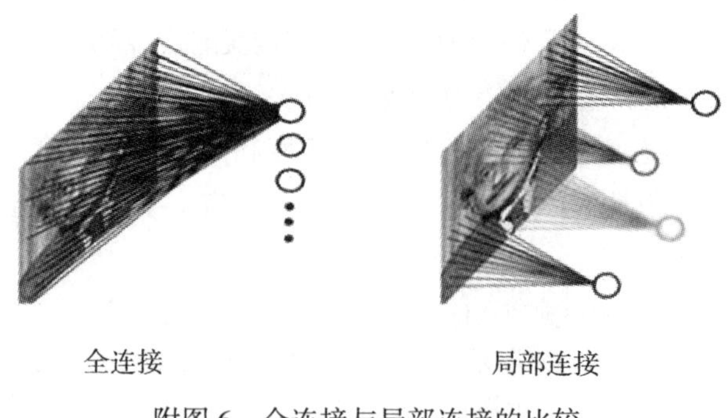

附图 6 全连接与局部连接的比较

局部感知大量地减少了训练参数，它是卷积神经网络的核心思想之一。远小于输入图像尺寸的卷积核正好可以充当局部感知过程中的局部感受野。

②参数共享。卷积神经网络受生物视觉系统结构的启发，图像的某一局部区域的统计特性与其他区域是类似的，这也意味着在此区域学习的特征也能用在另一区域上。比如用检测局部边缘特征的某一种拉普拉斯卷积核去卷积整个图像，图像各个位置的边缘都可以用这一相同的卷积核提取出来。

所以在卷积神经网络中，每幅图像中的神经元可共享权值，即整幅图像用一个相同的卷积核进行卷积来提取图像的某一种特定的特征，这里的权值也就是卷积核的系数。参数共享将进一步减少需要训练的参数数目，这是卷积神经网络的另一个核心思想。

值得注意的是，图像不同区域的神经元共享权值，还可较为有效地解决目标位置不变性的问题。比如物体在发生平移、旋转、缩放及光照的变化后，人眼能观察出这都是属于同一类别的物体。而在对该类物体进行图像识别时，若用同一卷积核在图像的不同位置进行卷积，都能提取到不同位置的目标物体的边缘特征，这便于最终识别具有不同位置、不同角度、不同大小及不同光照下的目标物体。

(2)池化层

在上述多层卷积的过程中，对图像信息进行向上层抽象的过程，是由池化层来完成的。池化层一般跟随在卷积层之后，通过对卷积层所提取的特征图进行下采样来实现。常用的操作有平均池化和最大池化两种。

通过卷积获得了特征之后，如果直接利用这些特征训练分类器，计算量仍然非常大，学习非常困难，且容易过拟合。故对不同位置的特征进行聚合统计，可使特征维度大大降低，且减小过拟合的风险。这种聚合的操作称为池化。最常用的池化操作有平均池化和最大池化两种方法。具体做法是把特征图划分成相同大小的局部采样区域，每个采样区域进行聚合运算，最大池化是取局部采样区域中最大特征值作为下采样后的聚合值，而平均池化是取局部采样区域中特征值的均值作为下采样后的聚合值。附图 7 所示的是局部采样区域为 2×2 的最大池化操作。

池化层的原理虽然简单，但是它所起到的作用比较重要：池化过程是对上一层的特征图进行下采样，这降低了特征图参数数量，减少了训练代价；下采样后特征图的感知野相对扩大，便于下一卷积层抽取到更高层的特征；下采样过程中的聚合操作，保留了图像中比较显著的特征，同时改善了图像特征的容错

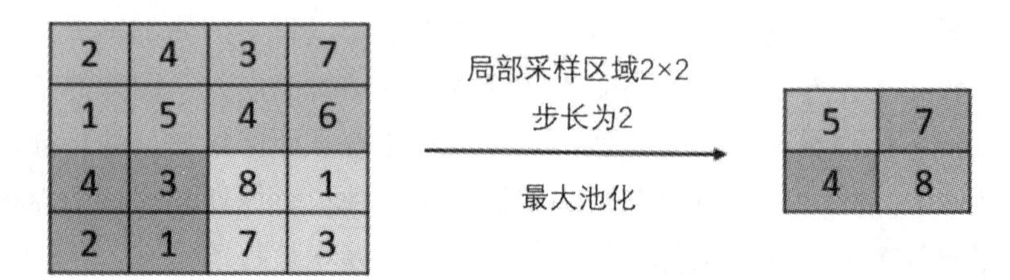

附图 7 最大池化示意图

性和不变性问题。

(3) 全连接层

全连接层的结构跟传统的多层感知机一样，主要作用是进行分类。该层的输入层接收的是一个一维向量，这是由特征提取器最后一层的图像高层特征映射而成的；而该层的输出层最常用的激活函数是 Sigmoid 函数或者是 Softmax 函数。

根据 5.1.3 节的介绍可知，Sigmoid 函数单调递增，且会把整个特征区间挤压到 0 与 1 之间，此输出值可以看做二分类的分类概率。当构建多标签分类器时，可用 Sigmoid 函数分别处理各个分类标签的输出值。

Softmax 函数是将上一层神经元的输出向量 $Z=(z_1, z_2, \cdots, z_k)$（假设 k 为类别数）映射为另一个 k 维的实数向量 σ，其公式如下所示。其中映射后的向量的第 i 个元素 σ_j 取值均介于 0 与 1 之间，代表属于第 i 类的概率，且这些概率之和为 1。Softmax 函数常用于多分类输出层的激活函数，所属类别就是最大分类概率对应的类别。

$$\sigma_i = \frac{e^{z_i}}{\sum_{i=1}^{k} e^{z_i}}, \quad (i=1, 2, \cdots, k)$$

3. 几种经典的卷积神经网络模型

(1) AlexNet

AlexNet 将卷积神经网络发扬光大，把上述卷积神经网络的基本原理应用到了很深很宽的网络模型中，该模型在 2012 年 ImageNet 竞赛中获得冠军，颠覆了计算机视觉领域，成为深度学习崛起的发端。

AlexNet 的输入是尺寸为 224×224 的图像样本，包含 8 层网络，其中前 5

层为卷积层，后3层为全连接层，输出为1000类的Softmax层，具体的网络结构如附图8所示。受当时GPU能力的限制，整个网络模型被分割在两块显卡上运行，并只在一些特定的层通信。

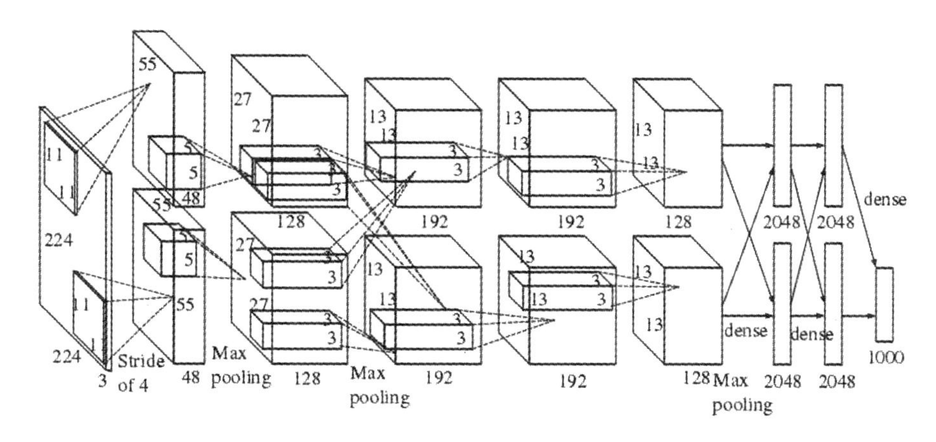

附图8 AlexNet网络模型结构

AlexNet模型不仅加深了神经网络的层数，并且在一些网络构造及训练的细节上有很多创新，比如用ReLU函数代替传统神经网中的Sigmod激活函数以避免深层神经网络的梯度消失问题；在AlexNet模型中全部使用最大池化，改善传统CNN中普遍使用的平均池化造成的模糊化效果；AlexNet将Dropout运用到最后的几层全连接层，在训练网络时Dropout随机忽略一部分神经元，使得这部分神经元在网络的前向传播和反向传播中都不可见，最后训练的结果相当于多个AlexNet的集合，可以有效减少模型过拟合；通过对训练样本进行数据增强，也就是对原始数据进行一些改变并补充到原有的训练数据集中，以增大训练数据的规模和多样性，有效地提高大规模神经网络的训练效果，减缓过拟合。

除了首次提出上述的几种在多层神经网络构造及训练过程中的技巧之外，局部响应归一化及多GPU的使用也是其对深度学习模型的启示。

(2) VGGNet

VGGNet由牛津大学的视觉几何组和Google DeepMind公司提出，在ILSVRC-2014中分别获得目标定位任务和图像分类任务的第一名和第二名。VGGNet结构简单，模型的泛化能力好，因而受到研究人员的青睐并被广泛使用。

VGGNet 模型的研发者针对 AlexNet 网络中卷积核尺寸等较强的经验依赖性及不确定性，尝试仅利用尺寸较小的卷积核，例如 3×3 卷积核，来实现相应的视觉任务。由于较小的卷积核会导致较小的感受野，但是若增加网络深度可扩大其感受野，比如 2 个 3×3 卷积的卷积级联感受野相当于 5×5 卷积，3 个 3×3 卷积级联感受野相当于 7×7 卷积。同时，每个卷积层后面都跟随着非线性激活层，这样整合的多层卷积层和多个非线性激活层增加了非线性表达能力。由此所设计出的网络模型是基于小卷积核及深度加深的网络模型，以达到网络结构设计中去经验化的目的，同时也减少了网络参数。

在网络结构的具体构造中，VGGNet 继承了 AlexNet 的一些特点，输入图像的尺寸被剪切到了 224×224，使用 ReLU 作为激活函数，在全连接层使用 Dropout 防止过拟合。引入“模块化”的设计，将不同的层进行简单的组合构成网络模块，再用模块来组装完整的网络，VGGNet 研究人员推荐了几种不同的 VGGNet 配置，如附表 1 所示。

附表 1　**VGGNet 的推荐配置**

ConvNet Configuration					
A	A-LRN	B	C	D	E
11 weight layers	11 weight layers	13 weight layers	16 weight layers	16 weight layers	19 weight layers
input(224×224RGB image)					
conv3-64	conv3-64 LRN	conv3-64 conv3-64	conv3-64 conv3-64	conv3-64 conv3-64	conv3-64 conv3-64
maxpool					
conv3-128	conv3-128	conv3-128 conv3-128	conv3-128 conv3-128	conv3-128 conv3-128	conv3-128 conv3-128
maxpool					
conv3-256 conv3-256	conv3-256 conv3-256	conv3-256 conv3-256	conv3-256 conv3-256 conv1-256	conv3-256 conv3-256 conv3-256	conv3-256 conv3-256 conv3-256 conv3-256

续表

maxpool					
conv3-512 conv3-512	conv3-512 conv3-512	conv3-512 conv3-512	conv3-512 conv3-512 conv1-512	conv3-512 conv3-512 conv3-512	conv3-512 conv3-512 conv3-512 conv3-512
maxpool					
conv3-512 conv3-512	conv3-512 conv3-512	conv3-512 conv3-512	conv3-512 conv3-512 conv1-512	conv3-512 conv3-512 conv3-512	conv3-512 conv3-512 conv3-512 conv3-512
maxpool					
FC-4096					
FC-4096					
FC-1000					
soft-max					

其中每一列代表一种网络配置，层数最少的 A 网络包含 11 个带可学习参数层，层数最多的 E 网络包含 19 个带可学习参数层。网络深度越深，其模型的学习能力也越强，E 网络取得了最高的分类精度。结合实际应用的需求，D 网络和 E 网络被应用得最为广泛，这两种网络也分别称为 VGG-16 和 VGG-19，其中 VGG-16 的网络结构如附图 9 所示。

(3) GoogLeNet

GoogLeNet 是 Google 公司研制的基于 Inception 模块的深度神经网络模型，在 2014 年的 ImageNet 竞赛中夺得了冠军，在随后的几年中一直在改进，形成了 Inception V2、Inception V3、Inception V4 等版本。

由于图像信息位置的巨大差异，为卷积操作选择合适的卷积核大小比较困难，比如信息分布更具全局性的图像偏好较大的卷积核，信息分布比较局限的图像偏好较小的卷积核。Inception 模块遵循多尺度处理的观点，设计结构中使用了多通路的方法，即使用 3 个不同大小的滤波器对输入特征图并行地执行多个卷积运算，并附加最大池化，将所有输出结果拼接为一个特征图，这样使得

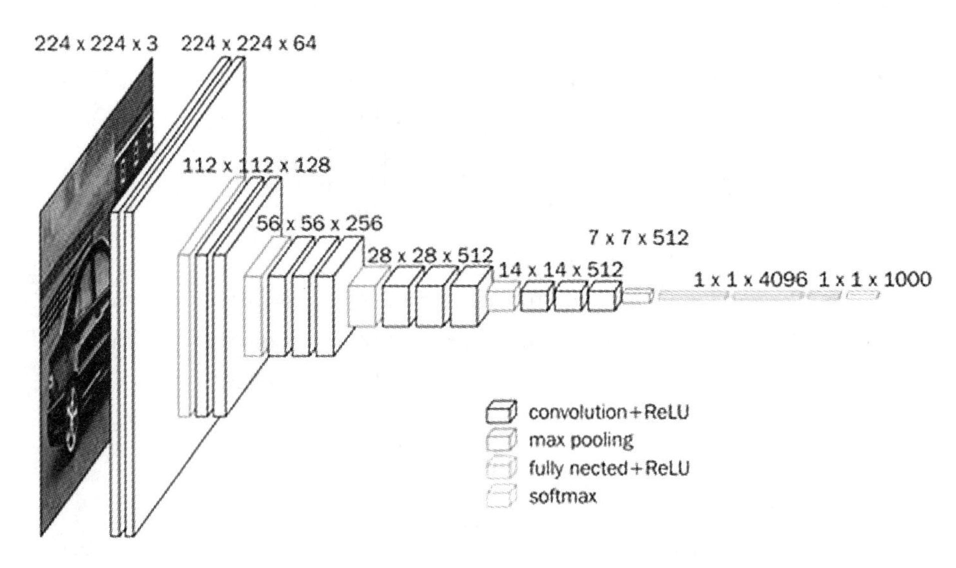

附图 9　VGG-16 网络结构图

所提取的特征更加丰富，如附图 10 所示。

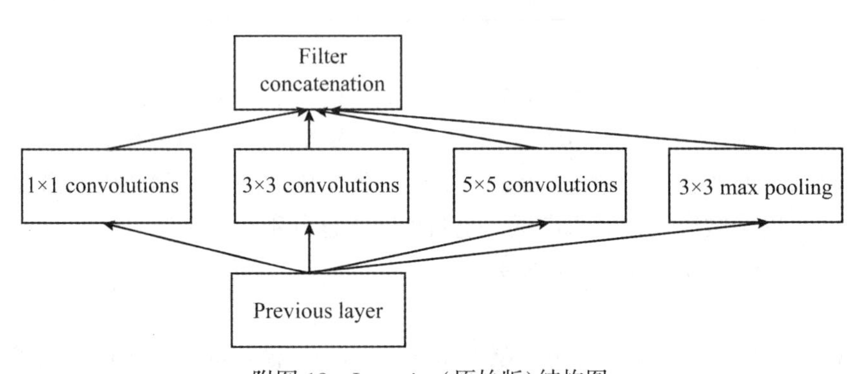

附图 10　Inception(原始版)结构图

GoogLenet 模型中每个 Inception 子层的输出最后会被级联起来，并传至下一个 Inception 模块，模型中有 9 个线性堆叠的 Inception 模块，其中包含 22 个带可学习参数层，如附图 11 所示。而对于这样的深层神经网络，梯度消失问题是网络训练过程中的一大挑战。为了阻止中间部分的梯度消失，GoogLeNet 还引入了两个辅助分类器。这两个辅助分类器对其中两个 Inception 模块的输出执行 Softmax 操作，然后在同样的标签上计算辅助损失以帮助网络中间层的训练。

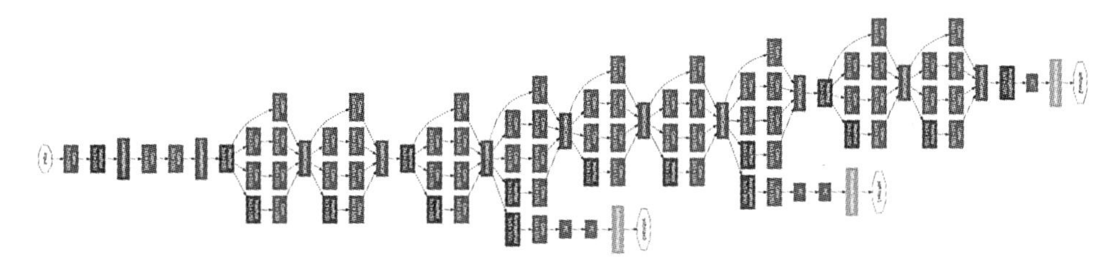

附图 11　GoogLeNet 结构图

(4) ResNet

ResNet 深度残差网络模型，是继 AlexNet 之后最具开创性的工作，该模型使得成百甚至上千层的神经网络的训练成为可能。

一般来说，深度神经网络越深越是有着更强的表达能力，但是后来更多的研究者发现深度神经网络达到一定深度后再增加层数并不能进一步地使分类性能提高，反而会出现网络性能退化。即便是增加恒等映射的层数，也会使通过这样得到的更深层网络表现得更差。

ResNet 的设计者认为其原因在于恒等映射是难以学习的。因此，一种直观的修正方法是不直接学习从 x 到 $H(x)$ 的恒等映射 $x=H(x)$，而是学习这两者之间的“残差” $F(x)=H(x)-x$，映射就成为 $H(x)=F(x)+x$，这样就引出了残差模块，如附图 12 所示。

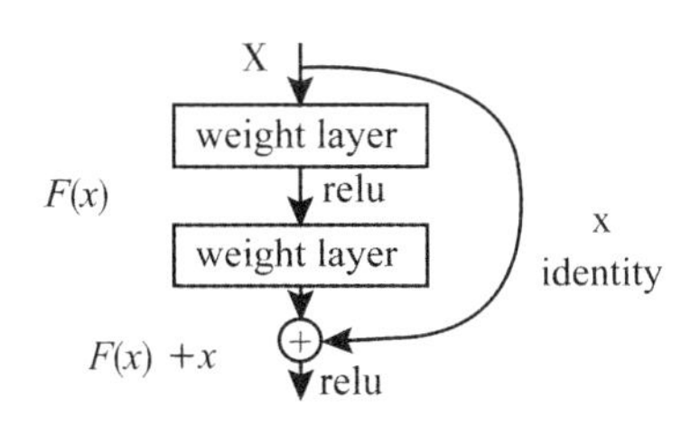

附图 12　残差模块

ResNet 的每一个残差模块都由一系列层和一个跳层连接组成，这个跳层连接将该模块的输入特征图和输出特征图连接到了一起，并在对应元素的位置上执行加法运算，这样的结构极大地简化了对恒等层的学习，与从头开始学习一个恒等变换相比，让 $F(x)$ 使输出仍为 x 要更加容易。

同时，由于梯度消失，更深的网络训练变得十分困难，随着网络深度的不断增加，其性能会逐渐趋于饱和，随后开始下降。而 ResNet 的梯度可以直接通过跳层连接回到更前面的层，极大地减缓了梯度消失问题，因此残差模块的这些特性使得构造和训练更深的网络成为可能，ResNet 也构造了不同深度的网络推荐结构，包括 ResNet-18、ResNet-34、ResNet-50、ResNet-101 和 ResNet-152，代表性结构如附图 13 所示。

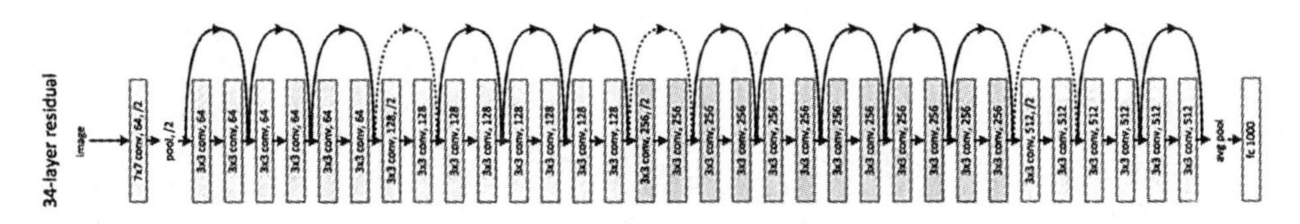

附图 13　ResNet-34 结构示意图

得益于 ResNet 强大的表征能力、简单的结构与优异的性能，该模型成为计算机视觉任务中最受欢迎的网络结构之一。